AF189596

Ich danke meiner Tochter Dunja für die Erstellung das Covers, Freunden und Kollegen für das Lesen des Manuskriptes.

Danke auch für die Unterstützung meiner Familie, die mich ermutigt hat, dieses Buch zu veröffentlichen.

Petra Müller

Pflege mit Empathie

Wie du lernst dich wieder einzufühlen

*Bibliografische Information der Deutschen Nationalbibliothek:
Die Deutsche Nationalbibliothek verzeichnet diese Publikation in
der Deutschen Nationalbibliografie; detaillierte bibliografische Da-
ten sind im Internet über http://dnb.dnb.de abrufbar.*

© *2017 Petra Müller*

Illustration: **Dunja Müller**

*Herstellung und Verlag: BoD – Books on Demand, Nor-
derstedt*

ISBN: 978-3-7448-3612-8

Inhalt

Gelassenheit und Empathie in der Pflege

Dieses Buch stützt sich nicht auf wissenschaftliche Hintergründe, ist nicht von Psychologen überarbeitet, sondern basiert einzig und allein auf Erfahrungen und Erlebnissen.

Von Beruf bin ich Krankenschwester und arbeite seit vielen Jahren in der Altenpflege. Aus diesem Grund beziehe ich mich überwiegend auf den Bereich der Altenpflege.

Von jeher bin ich ein empathischer Mensch. Und trotzdem komme auch ich immer mal wieder in eine Situation in der ich ungeduldig und ungerecht werde.

Ich habe einiges darüber gelesen, wie man Empathie erlernen kann, aber das meiste ist mir zu theoretisch. Die Texte sind oft schwierig und ob du Lust hast, trockene und schwer umsetzbare „Aufgaben" zuhause zu üben, lassen wir mal offen.

Wir alle wissen, wie durchgetaktet der Arbeitsalltag in der Pflege ist. Es ist egal, ob du mit Examen, als Helfer(in), als FSJler oder als Praktikant(in) in der Pflege arbeitest. Es ist körperlich und geistig anstrengend und auch die Zeit die du mit der Dokumentation zubringst, ist nicht zu verachten. Oft hast du oder nimmst dir nicht die Zeit, offener und besser hinzusehen. Nimmst du dir aber die Zeit, wirst du am Ende sogar Zeit gewinnen. Jeder von uns sollte daran denken, wie man sich den Umgang wünschen würde, wenn man selbst in der Situation des Klienten wäre.

Du wirst jetzt vielleicht sagen: „die kennet unser Haus aber nicht. Personalmangel an allen Ecken und Enden, Druck von oben, Schwerstpflegefälle". Höchstwahrscheinlich hast du recht und ich kenne das Haus nicht, in dem du arbeitest. Aber ich habe einige Seniorenheime kennengelernt. Und in vielen ist es so, wie bei dir. Leider.

Natürlich hast auch du deine Erfahrungen gemacht. Vieles, was du hier liest wird dir vielleicht bekannt vorkommen. So oder so ähnlich hast du es auch schon erlebt. Aber ich hoffe, dass unter der Vielzahl der kleinen Geschichten oder Gedankengängen etwas ist, was dich zum Nachdenken anregt. Und wenn du all das was hier steht, bereits gesehen und gehört hast, weißt du nun, dass es dir nicht allein so geht.

Ich weiß nicht, wie der kranke Mensch bei dir genannt wird. Ob Bewohner, Patient oder Gast. Ich nenne ihn hier Klient. Damit sind natürlich Männer und Frauen gleichermaßen gemeint obwohl das männliche Wort verwendet wird.

Ich möchte dir hier einige Hilfestellungen geben, wie du besser nachvollziehen kannst, was der kranke und/oder alte Mensch vor dir empfindet. Es ist wichtig, dass du all deine Erfahrungen aus deinem Leben jederzeit abrufen kannst, um empathisch auf andere Menschen zuzugehen.

Es ist ein unheimlich schönes Gefühl, wenn dir ein Klient seinen Dank ausdrückt. Sei es durch ein Lächeln und ein Leuchten in den Augen, durch einen Händedruck, eine Umarmung oder auch durch ein Stück Schokolade.

Viele von uns können auch zuhause nicht abschalten. Natürlich gibt es immer wieder Situationen, die einen länger beschäftigen, die man nicht so schnell abschütteln kann. Aber normalerweise solltest du, wenn dein Dienst zu Ende ist, ihn auch innerlich beenden. Es bringt weder dir, noch deiner Familie noch deinem Arbeitgeber etwas, wenn du in deiner Freizeit darüber nachgrübelst, was du nicht geschafft hast oder was du hättest anders machen können. Das macht dich müde und verlierst den Spaß an der Arbeit.

Hab den Mut etwas Neues auszuprobieren, mal den Tagesablauf anders zu gestalten, aus der täglichen Routine auszubrechen. Verändere die Sichtweise. Verdränge die Betriebsblindheit.

Du wirst hier immer wieder auf Stellen stoßen, in denen ich dich auffordere, etwas auszuprobieren. Du kannst die Dinge alleine zuhause probieren oder im Team. Vieles wird im Team mehr Spaß machen und alle haben die gleichen Erlebnisse.

Einige Stellen werden provokant wirken. Aber das ist so gewollt. Ich möchte, dass du etwas aufgerüttelt wirst, dass du dich durchaus auch über einige Passagen ärgerst, weil du dann darüber nachdenkst. Einiges ist vielleicht auch etwas überspitzt geschrieben.

Du wirst immer wieder lesen „stell dir vor". Ich möchte, dass du dann nicht nur liest, was dort steht, sondern ich bitte dich, versuche dich in die entsprechende Situation hinein zu fühlen. Wenn es dir hilft, mach die Augen zu und schalte dein „Kopfkino" ein.

Ich versuche auf sogenanntes „Fachchinesisch" zu verzichten, da dieses Buch auch für Kollegen gedacht ist, die kein Examen haben und/oder ganz neu in die Pflege einsteigen.

Am Ende des Buches ist es dir vielleicht möglich, gemeinsam mit deinem Team mal einen anderen Tagesablauf zu planen, Prioritäten anders zu setzen oder neue Konstellationen von Klienten auszuprobieren.

Je häufiger du dir bewusst machst, was du es in einer bestimmten Situation gerne für eine Reaktion von deinem Gegenüber hättest, umso mehr wird es ein Automatismus.

Anfangs ist es harte Arbeit aber nach und nach macht es Spaß und du siehst Erfolge. Der Umgang mit deinen Klienten wird einfacher.

Wenn du das ganze Buch liest, wird dir auffallen, dass sich einiges wiederholt. Manche Aussagen passen bei mehreren Kapiteln und wen nur einige Kapitel interessieren, hat diese Aussagen dann auch gelesen.

Du wirst beim Lesen vielleicht denken: ‚Ist doch logisch, machen wir doch immer schon so. Die will wohl das Rad neu erfinden'. Das wäre super. Aber in manchen Einrichtungen wird leider auch heute noch nach dem Prinzip „satt und sauber" gearbeitet.

Auf den letzten Seiten hast du die Möglichkeit, dir Notizen zu machen.

Kommunikation

Du arbeitest sicherlich mit biografischen Hintergründen. Du solltest wissen, was dein Klient früher beruflich gemacht hat, was er für Interessen hatte oder hat, solltest die Gewohnheiten kennen. Wenn dir das alles nicht geläufig ist, lies in der Doku nach oder frag deine Kollegen.

Beobachte dich erstmal selbst. Wie du gehst und stehst. Siehst du deinen Gesprächspartner an oder guckst du nebenbei woanders hin? Lächelst du viel oder fällt es dir schwer zu lächeln? Wo sind deine Hände während du sprichst? Über was redest du und wie redest du? Wenn du das alles selbst nicht beurteilen kannst, frag deine Kollegen. Vielleicht ist es ja auch möglich, dass ihr euch gegenseitig mal beobachtet und dann ein Feedback abgebt. Aber bitte ohne euch gegenseitig zu ärgern. Du siehst meist auch an der Reaktion deines Klienten, ob er dir zugewandt ist oder nicht.

Nun beobachte deinen Klienten. Wie sieht die Körperhaltung aus? Aufrecht und selbstbewusst, zusammengesunken und ängstlich, verkrampft? Sieh ihm ins Gesicht. Die Mimik verrät dir eine Menge. Ein Mensch kann ängstlich, müde, teilnahmslos, fröhlich, traurig, erschrocken, glücklich, verzweifelt, hoffend, verkrampft, wütend und schmerzverzerrt gucken. Und es ist nicht jede Mimik, die wir sehen können, hier aufgezählt. Auch der Gang, die Gestik, das Gesprächsverhalten geben Auskunft darüber, wie es dem Menschen vor dir geht.

Wie möchtest du, dass man mit dir spricht? Findest du es gut, wenn sich jemand Zeit nimmt, wenn du etwas auf dem Herzen hast? Oder gefällt es dir besser, wenn jemand, mehr im Vorbeigehen, zu dir sagt: „wird schon wieder" oder „stellen sie sich nicht so an"?

Versuche dich ganz auf deinen Klienten einzulassen. Überlege kurz, was dir in seiner Situation guttun würde. Wenn jemand traurig, grüblerisch oder ängstlich ist, nimm die Hand des Klienten, sieh ihm in die Augen und höre einfach zu. Höre aufmerksam zu, lass dich nicht ablenken, wiederhole Gesagtes, damit dein Klient weiß, dass du ihn verstanden hast. Geh mit Ruhe und Geduld in das Gespräch. Gib ihm deine volle Aufmerksamkeit. Lass ihn ausreden. Setzt dich in offener Körperhaltung zu ihm. Wenn er nichts sagt, frag nach, ob du ihm helfen kannst. Manchmal reicht auch einfach nur die Nähe eines anderen Menschen.

Viele deiner Klienten haben eine oder mehrere körperliche Einschränkungen. Es ist sicher nicht einfach, am eigenen Körper zu erleben, dass immer mehr Funktionen nachlassen oder gar ausfallen. Wenn du an einen Klienten denkst, der schwer an M. Parkinson erkrankt ist oder an jemanden der nach einem Schlaganfall bettlägerig ist, es ist mit Sicherheit schwer zu ertragen. Vor allem, wenn dein Klient dies alles wirklich mitbekommt. Du solltest nachsichtig sein, wenn diese Klienten mal ungeduldig oder auch ungerecht reagieren, wenn alles nicht so klappt, wie sie es möchten. Wenn sie mal wieder um Hilfe bitten müssen weil sie irgendetwas nicht selbständig erledigen können.

Wenn du im Gespräch mit deinem Gegenüber bist, sieh ihn an. Was siehst du? Siehst du Leid im Gesicht? Blitzen dich die Augen mit Schalk im Blick an? Erzählt er leise und vorsichtig oder laut und forsch? Es gibt so vieles zu entdecken.

Wenn du ein wirklich gutes Gespräch mit deinem Klienten hattest, wird er es zu schätzen wissen. Er weiß jetzt, dass er sich auf dich verlassen kann, dass er dir vertrauen kann. Wenn er wieder etwas auf dem Herzen hat, weiß er, an wen er sich wenden kann. Euer Verhältnis wird sich verbessern.

Und bitte achte darauf, dass du möglichst viel mit deinen Klienten lachst. Nicht über sie lachen, sondern mit ihnen. Es entstehen so viele komische Situationen, zeig, dass du auch über dich selbst lachen kannst. Auch schwerkranke Klienten können mit Humor umgehen. Ich habe die Erfahrung gemacht, dass wenn ich mit unseren Klienten lache, der Umgang einfacher, die Laune besser und das Vertrauen größer ist. Und Pflegepersonal, das auf der Arbeit lacht, ist entspannter, selbstsicherer und kann auch schwierigere Situationen besser meistern. Mehr Klienten als du denkst können auch mal über einen

‚blöden Spruch' lachen und kontern entsprechend. Es darf natürlich nicht beleidigend sein.

Ein Klient, der schon mehrfach bei uns zur Kurzzeitpflege war, kam wieder. Er freute sich riesig uns zu sehen. Die ersten zwei Mahlzeiten waren vorbei, auf dem Rückweg ins Zimmer nahm er mich in den Arm und flüsterte mir ins Ohr: „können wir uns nicht duzen?" Meine Antwort: „ja gerne, habe ich keine Probleme mit. Ich bin Petra." „Und ich bin Hans." Ab sofort sprach ich ihn an, wie er es wünschte, andere Klienten bekamen es natürlich mit. Unter anderem wohnte bei uns ein sehr nettes Ehepaar. Am Abend habe ich beide geduscht. Als die Ehefrau an der Reihe war, sagte sie, sie hätte auch schon darüber nachgedacht, ob wir uns duzen können. Es wäre ja viel familiärer und sie fühle sich hier so wohl und geborgen. Dann ging es erstmal unter die Dusche. Als sie dann splitterfasernackt und frisch eingecremt vor mir stand sagte sie: „jetzt bist du dran." Sie nahm mich in den Arm, drückte mir einen Knutscher auf die Wange und meinte nur: „ich heiße Inge." Dann strahlte sie und ihr fiel sichtlich ein Stein vom Herzen als ich ihr sagte, dass ich mich freue.

Es ist für mich ein sehr schönes Gefühl, wenn ich merke, sehe und auch höre, dass sich die Klienten wohl fühlen, sich freuen uns zu sehen. Dass sie gerne mit uns reden, gerne mit uns Zeit verbringen und keine Scheu haben, mit Problemen zu uns zu kommen. Es gibt für mich keinen schöneren Dank für unsere Arbeit.

Auf der anderen Seite weiß ich, dass Pflegepersonal auch manchmal als ‚Dienstbote' angesehen und entsprechend angesprochen wird. Wenn dich jemand anschnauzt oder sehr fordernd redet, kannst du da auch gegensteuern. Du musst dir nicht alles gefallen lassen. Es ist durchaus legitim dem Klienten ruhig und freundlich zu sagen, dass er bitte in einem anderen Ton mit dir reden möchte. Und dass du auch nicht in diesem Ton mit ihm redest. Oft reicht das schon aus, damit sich dein Gegenüber wieder besinnt. Vielleicht hat er sich gerade über irgendetwas geärgert. Manchmal entwickelt sich daraus auch ein gutes Gespräch. Wenn du in dem gleichen Tonfall reden würdest wie dein Gegenüber, schaukelt ihr euch nur gegenseitig hoch und die Situation könnte eskalieren. Bleib ruhig, auch wenn es in dir kocht. Zur Not geh weg und bitte eine Kollegin oder einen Kollegen zu diesem Klienten zu gehen.

Empathie unter Kollegen

Nicht nur deinen Klienten, auch deinen Kollegen solltest du mit Empathie begegnen. Bist du jemand, der alles kontrollieren muss und überall „ein Haar in der Suppe" findet? Bist du allein derjenige, der alles richtig-macht; alle anderen haben nicht viel Ahnung? Gehst du zur PDL, wenn deiner Meinung nach nicht alles rund läuft, anstatt das Gespräch mit den Kollegen zu suchen? Nein? Bist du nicht? Aber du kennst bestimmt jemanden, der so ist.

Wie reagierst du, wenn etwas nicht in Ordnung ist? Wenn Unruhe im Team herrscht? Sprich das „Problem" an. Auch wenn das „Problem" evtl. noch gar nicht sichtbar ist. Setzt euch zusammen und versucht, in ruhigem Ton, herauszubekommen, was los ist. Sorgt für Ruhe bei den Gesprächen, lasst die Kollegen ausreden. Macht euch gegenseitig keine Vorwürfe. Überlegt, bevor ihr redet. Mit Schuldzuweisungen kommt ihr nicht weiter. Plant das Gespräch einige Tage im Voraus, gebt auch Kollegen Bescheid, die gerade nicht im Dienst sind. So haben alle Beteiligten Zeit, sich auf das Gespräch vorzubereiten.

Jeder kennt das – du wirst plötzlich auf irgendetwas angesprochen, zu dem du dich äußern oder gar rechtfertigen sollst. Meist fällt dir in diesem Moment nicht viel ein.

Hinterher jedoch fallen dir tausend Dinge ein, die du hättest sagen können.

Es ist auch gar nicht schlimm, wenn in einem Teamgespräch Fragen erst einmal offenbleiben. Führt ein Protokoll, damit ihr beim nächsten Gespräch wisst, wo ihr anknüpfen müsst. So kann sich jeder in Ruhe Gedanken machen und es werden vernünftige Lösungswege erarbeitet. Im Team!

Manchmal wirst du bemerken, dass es einer Kollegin / einem Kollegen nicht so gut geht. Sprich sie / ihn an. Wenn sie / er nicht reden möchte, wird sie / er es dir sagen. Die meisten werden sich aber freuen, wenn dir auffällt, dass sie sich nicht wohlfühlen.

Es gibt viele Gründe für schlechte Laune oder unkonzentriertes Arbeiten. Seien es private Probleme, eine Erkrankung aber auch Überforderung im Beruf. Bei privaten Problemen kannst du wahrscheinlich nicht helfen, aber du kannst signalisieren, dass du jederzeit für Gespräche zur Verfügung stehst. Und bitte, behalte das, was dir erzählt wird für dich!

Sollte eine Erkrankung hinter der Veränderung stehen, versucht die Kollegin körperlich zu unterstützen. Teilt sie für die leichter zu handhabenden Klienten ein. Zumindest so lange, bis es ihr bessergeht.

Sollte jedoch Überforderung der Grund sein, besteht dringender Gesprächsbedarf. Findet zusammen heraus, ob die Kollegin die Arbeit körperlich und/oder geistig nicht mehr schafft. Dann geht mit ihr zusammen zur PDL und findet eine Lösung mit der alle Beteiligten zufrieden sind.

Fühlt sich die Kollegin z.B. durch die Dienstplangestaltung ungerecht behandelt, sollte derjenige, der den Dienstplan erstellt, erklären, warum die Kollegin z. B. mehr Dienste hat als andere. Oder warum auch das vierte Wochenende gearbeitet werden muss. Vielleicht kann der Dienstplan ja geändert werden. Vielleicht ist auch ein Fehler passiert, der noch niemandem aufgefallen ist.

Egal was der Grund für die nicht mehr so gute Arbeit ist – redet miteinander, nicht gegeneinander! Es hilft niemandem, wenn ständig hinter irgendwelchen Rücken geredet wird. Habt den Mut und sprecht Probleme direkt an. Manchmal stellt sich auch heraus, dass es gar keine Probleme sind. Dass alles nur aufgebauscht wurde. Und das liegt an mangelnder Kommunikation.

Und ganz wichtig: klopft euch gegenseitig auf die Schulter. Lobt euch gegenseitig. Ihr werdet sehen, wenn ihr wisst, dass eure Kollegen mit eurer Arbeit zufrieden sind, lassen sich kleine Meinungsverschiedenheiten auch mal mit einem Augenzwinkern lösen.

Zeigt euch gegenseitig Tricks und Kniffe bei den einzelnen Klienten. Es ist nicht schön, wenn z.B. eine Kollegin mit Frau X. besonders gut klarkommt und ihr keinen Draht zu Frau X. findet. Frag die Kollegin, was sie anders macht, sind es bestimmte Gespräche oder besondere Handreichungen? Es ist gut, wenn alle auf demselben Level sind.

Arbeitet zusammen! Geht zu zweit in Zimmer mit körperlich anstrengenden Klienten. Auch wenn du jetzt sagst, es ist zeitlich nicht machbar. Wenn einer von euch ausfällt, müsst ihr die Arbeit auch mitmachen. Unterstützt euch gegenseitig, helft einander. Das tut nicht nur den Klienten gut, sondern auch euch.

Wie fällt es leichter sich einzufühlen?

Du hast mit vielen unterschiedlichen Menschen zu tun. Jeder hat seinen eigenen Charakter, hat seine eigene Lebenserfahrung, hat seine „Macken", hat seine Art liebenswürdig zu sein.

Da du innerhalb kurzer Zeit mit diesen unterschiedlichen Menschen zu tun hast, ist es wichtig dich schnell und gezielt auf jeden Einzelnen einlassen zu können.

Einfühlen hat nichts mit Mitleid zu tun! Wenn du einfühlsam bist, hörst du zu und versuchst entsprechende Lösungswege zu finden, damit dein Klient sich wohler fühlt. Hast du Mitleid, zieht es dich runter und du kannst gar nicht richtig nachdenken.

Du huschst von Zimmer zu Zimmer. Kommst du aus einem Zimmer, in dem du dich gerade geärgert hast, nimmst du diese Emotionen mit in das nächste Zimmer. Ob du willst oder nicht, ein Rest bleibt. Dann reagierst du so, wie du es eigentlich nicht wolltest, bist ungeduldiger, genervter. Hattest du jedoch ein schönes Erlebnis in einem Zimmer, nimmst du auch diesen Moment mit. Du bist mit dem nächsten Klienten ruhiger und geduldiger.

Wenn du eine nicht so schöne Situation hattest, nimm dir einen Moment um dich zu sammeln, atme tief durch und denk an etwas Schönes, bevor du zu dem nächsten Klienten gehst. Nimm dir einen Moment Zeit für dich. Komm runter und entspanne. Umso leichter wird dir der nächste Kontakt fallen.

Versuche bei Kontakten mit deinen Klienten sie wieder zu spiegeln. Nimm einen ähnlichen Tonfall an, lächle, begib dich auf Augenhöhe. Und gestalte die Kommunikation ähnlich. Hast du einen selbstwussten, humorvollen Mann vor dir, pariere Sprüche, die er eventuell macht. Sprich in einem tieferen, lockeren Tonfall. Hast du eine ängstliche Frau vor dir, sprich etwas höher und sanfter, suche Augenkontakt und wenn es ihr angenehm ist, Körperkontakt. Probiere aus, was deinem Gegenüber gefällt und womit auch du dich wohlfühlst. Du sollst nicht schauspielern, du solltest versuchen dich einzufühlen.

Es gibt Menschen, mit denen wird man einfach nicht warm. Egal, was du ausprobierst, du findest keinen Draht. Wenn dieser entsprechende Klient in deine Bezugspflege fällt, sprich mit deinen Kollegen, ob du den Klienten abgeben kannst. Vielleicht ist ja jemand von deinen Kollegen dabei, der gut mit diesem Klienten zurechtkommt. Dann kannst du einen anderen Klienten übernehmen.

Wenn du dich wohlfühlst, wirst du auch eine Entspannung bei deinen Klienten feststellen.

Geh für dich selbst mal einen Tagesablauf durch, der dir gefallen würde, wenn du in einem Altenheim wärst.

Ungeduld

In welchen Situationen verlässt dich deine Geduld und Professionalität? Wann merkst du, dass der Ärger in dir hochsteigt? Wir denken, niemand von uns kann sich davon freisprechen, dass wir uns mal über Klienten ärgern. Natürlich ist bei jedem die Reizschwelle anders, aber es geschieht doch immer mal. Es kommt aber darauf an, wie wir reagieren. Folgende Situationen hast du wahrscheinlich schon erlebt, aber trotzdem: Stell dir vor: ein Klient ruft in einer Tour „Schwester, Hilfe". Oder singt laut. Ununterbrochen.

Stell dir vor: ein Klient hat den Toilettengang abgelehnt, fünf Minuten später ist die Hose nass.

Stell dir vor: ein Klient versucht immer wieder aus dem Bett aufzustehen, er ist stark sturzgefährdet.

Stell dir vor: ein Klient beschimpft dich, nennt dich „dumme Kuh", schubst dich weg. Es gibt viele andere Situationen, die ähnlich anstrengend sind. Wie verhältst du dich? Wie lange dauert es, bis du wirklich genervt bist? Beeinflussen dich die noch zu erledigenden Aufgaben, die Unruhe auf dem Bereich? Mach dir bewusst, warum die Klienten so reagieren.

Wir hatten ein Ehepaar bei uns. Beide waren recht gut orientiert. Sie saß im Rollstuhl, hatte leichte Sprachstörungen, er war bedingt mobil. Die Grundpflege führten wir bei ihr komplett durch, ihn unterstützten wir nur. Der Ehemann guckte häufig bei der Versorgung seiner Frau zu, wollte wissen, ob wir alles richtigmachen. Noch bevor wir soweit waren, gab er schon Anweisungen, was noch gemacht werden muss. Er war schon anstrengend. Seine Ehefrau fand es auch störend, dass sie ständig beobachtet wurde. Eines nachmittags wurden beide von Angehörigen abgeholt. Kurz vor dem Abendbrot waren sie wieder da, setzten sich in den Speisesaal und erklärten, dass sie schon gegessen haben, nur noch etwas trinken möchten. (Wir bekommen die Abendbrotteller fertig vorbereitet aus der Küche.) Also ließ ich das Abendbrot der beiden auf der Anrichte stehen, kümmerte mich um andere Klienten. Irgendwann fragte der Ehemann was denn mit dem Essen geschieht. Ich erklärte ihm, dass es weggeworfen wird. „Na, ob das mal stimmt?" fragte er. Ich ignorierte den Einwurf, wandte mich zu den anderen Klienten. Einige Zeit später: „Wann werfen Sie denn das Essen weg?" Ich ging zur Anrichte, nahm die Teller und kippte sie voller Wut in den Schweineeimer. Dann fragte ich ihn, ob er meint, ich würde sein Abendbrot essen und warum er mir nicht glauben würde. Der Mann guckte sehr irritiert, sagte, so hätte er es doch gar nicht gemeint. Ich war wütend, gab ihm keine Antwort und verließ den Speisesaal. Erstmal tief durchatmen. Später ging ich zu dem Ehepaar und entschuldigte mich für meine Reaktion. Ich erklärte, dass mir die anderen Klienten erstmal wichtiger waren als das Abendbrot, das dort rumstand. Und der Ehemann erklärte, dass er Bedenken hatte, dass das Essen zurück in die Küche kommt und sie beide das alte Brot am nächsten Abend wieder auf dem Teller hätten. Auch er entschuldigte sich bei mir.

Manchmal sind es halt einfach auch Missverständnisse. Es ist gut, wenn du diese hinterher ausräumen kannst. Natürlich macht es etwas aus, wie stressig dein Tag ist. Hast du einen relativ entspannten Dienst, bist du lockerer und auch die Klienten sind dann meist ruhiger. Hast du Stress ohne Ende, benimmst du dich entsprechend. Du strahlst Nervosität aus, gehst schneller, lächelst kaum, deine Handlungen sind fahriger. Wir kennen diese Tage zur Genüge. Versuch dich kurz zu entspannen. Ja, es ist leichter gesagt, als getan. Oft reichen fünf Minuten. Du kannst es mit ein wenig Übung lernen. Geh in eine ruhige Ecke oder kurz raus, wenn möglich. Notfalls geh auf die Toilette. Schließ die Augen, genieß die Ruhe und Dunkelheit. Atme tief durch, höre in dich hinein. Schieb alle Gedanken zur Arbeit weg. Denk an etwas Schönes. Es hilft einfach, sich wieder etwas besser zu konzentrieren, etwas gelassener zu bleiben. Und organisiere deine Arbeit. Mach erst die wirklich wichtigen Dinge. Die Dinge, die jetzt erledigt werden müssen. Und nimm dir immer wieder Zeit für deine Klienten. Denk immer dran, sie sind zum Großteil auf dich und deine Laune angewiesen.

Einzug

Ein neuer Klient kommt zu dir. Entweder kommt er aus dem Krankenhaus oder direkt von zuhause. Meist weißt du, wenn ein Neueinzug ansteht. Das Zimmer sollte vorbereitet sein, es sollten Getränke parat stehen. Und vielleicht ist es möglich, eine Kollegin oder einen Kollegen für den Neueinzug ‚abzustellen‘.
Der Einzug für den Klienten ist beängstigend und aufregend. Warum? Das alte Leben scheint vorbei zu sein, die Selbständigkeit wird infrage gestellt. Eine neue Umgebung, neue Leute – fremde Leute. Kannst du dich daran erinnern, wie es ist, einen neuen Arbeitsplatz anzutreten? Jetzt steigere diese Gefühle um ein Vielfaches. Der Klient kann abends nicht nachhause fahren und nach

diesem einschneidenden Erlebnis mit seiner Familie reden. Er ist darauf angewiesen, dass wir ihn fragen wie es ihm geht, wie er sich fühlt.

Wenn der Klient zu dir kommt fühlt er sich gleich wohler, wenn ihm ein Lächeln und eine freundliche Begrüßung zuteil wird. Du fühlst dich doch auch besser, wenn deine neuen Kollegen dich mit offenen Armen empfangen. Oftmals kommen auch Angehörige mit. Auch sie freuen sich über einen netten Empfang.

Wahrscheinlich wurde bereits im Vorfeld mit den Angehörigen darüber gesprochen, aber achte darauf, dass dein neuer Klient eigene Möbel, Bilder und evtl. Bücher mitbringt. Er soll sich wohlfühlen und nicht in Versuchung geraten, ständig das Zimmer fluchtartig zu verlassen, weil es nach „Krankenhaus" aussieht und ihn nichts an zuhause erinnert.

Wenn du in eine neue Wohnung ziehst, fühlst du dich auch dann erst wohl, wenn deine Möbel darin stehen und deine Identität sichtbar ist.

Wenn du den neuen Klienten in sein Zimmer begleitet hast, biete ihm ein Getränk an und lass ihn erstmal mit seinen Angehörigen allein. Natürlich nur, wenn sein Gesundheitszustand das zulässt. Die Aufregung kann sich etwas legen. Wie würde es dir gehen? Kaum bist du im Zimmer, kommt irgendjemand, stellt dir tausend Fragen, packt dich auf die Waage, misst Blutdruck (der im Übrigen bessere Werte zeigt, wenn der Klient in Ruhe ankommen darf) und versucht dir den Tagesablauf zu erklären. Das ist für alle Beteiligten extrem anstrengend. Und der neue Klient hat hinterher garantiert die Hälfte vergessen, weshalb du einen Teil nochmal erzählen darfst. Das ist dann eine Situation, bei der viele Kollegen schon ungeduldig werden. Zum Beispiel fallen dann Sätze wie: „Ich habe ihnen doch vorhin schon gesagt, was es zum Mittag gibt." Nicht so ein toller Start für deinen Neuzugang, wenn er gleich angemault oder zurechtgewiesen wird.

Lass ihn also in Ruhe die Sachen auspacken, biete nach einiger Zeit einen Rundgang über den Wohnbereich oder wenn möglich durchs Haus an. Nimm die Angehörigen mit. Ermutige zu Fragen, erkläre alles ruhig. Denn jetzt wird die Basis gelegt, wie das weitere Eingewöhnen gelingt. Du hast schon gewonnen, wenn dein Klient etwas fragt und z.B. der Sohn antwortet: „Mutti, das hat die nette Schwester doch eben schon erklärt". Das heißt, der Sohn hat dir zugehört und er weiß auch, dass seine Mutter etwas vergesslich ist. Aber auch, dass er seine Mutter vermutlich in guten Händen weiß.

Vielleicht gibt es die Möglichkeit, dass die Angehörigen bei der ersten Mahlzeit bei dem neuen Klienten sitzen können. Dann fühlt er sich nicht ganz so allein zwischen den fremden Menschen, wenn ein Stück vertrautes Umfeld da ist. Er wird das Essen anders genießen wird sich eher trauen, sich umzuschauen. Und auch die Angehörigen können einen Blick in den zukünftigen Alltag des alten Menschen erhaschen.

Wenn die Angehörigen dann gehen, ist es für deinen Klienten meist eine traurige Situation. Er fühlt sich oft allein gelassen. Versuch ihn zu anderen Klienten zu setzen, die sich mit ihm unterhalten können, die ihm etwas über den Alltag erzählen können. Lass ihn in Ruhe ankommen. Frag zwischendurch ob alles in Ordnung ist. Wir haben es häufig erlebt, dass der neue Klient gerne im Zimmer bleiben möchte. Am ersten Tag kann man das durchaus akzeptieren, aber spätestens am zweiten oder dritten Tag sollten wir zusehen, dass der Klient mit auf den Wohnbereich kommt. Die Gefahr der Isolation steigt sonst.

Für den Klienten ändert sich plötzlich das ganze Leben. Der Tagesablauf ist ein anderer, die Menschen um ihn herum sind fremd. Vielleicht schmeckt auch das Essen anders als gewohnt. Der neue Klient benötigt meist etwas Zeit um sich einzuleben. Er muss sich an dich gewöhnen und umgekehrt. Er sieht die Handicaps der anderen Klienten, auch das ist befremdlich.

Seine Privatsphäre wird eingeschränkt. Vorher kam niemand in die Wohnung, wenn die Tür nicht geöffnet wurde. Jetzt spazieren Pflegekräfte, hoffentlich bevor sie angeklopft haben, ins Zimmer. Zu jeder Tages- und Nachtzeit.

Beschäftigungsangebote werden meist recht gut angenommen. Jedoch solltest du darauf achten, dass der neue Klient vorsichtig an die verschiedenen Angebote herangeführt wird. Wenn er zuhause gelebt hat, bevor er zu euch kam, wird er solche Aktivitäten wie Gedächtnistraining oder Basteln nicht kennen. Erkläre, was während den einzelnen Angebote gemacht wird, sicher ihm zu, dass er jederzeit das Angebot abbrechen kann, wenn es ihm nicht zusagt.

Angehörige

Wie geht es Angehörigen, die entscheiden mussten, dass Oma/Opa, Mutter/Vater oder der Partner nicht mehr zuhause bleiben können? Nach meiner Erfahrung ist es für die meisten Angehörigen ein schwieriger und meist langwieriger Weg, bis die Entscheidung feststeht.

Es gibt viele Gründe, warum ein Klient in eine Einrichtung kommt. In recht seltenen

Fällen kommt die Entscheidung von dem Betroffenen selbst. Manchmal wird durch eine akute Erkrankung vom Krankenhaus dazu geraten. Meist fällen aber die Angehörigen die Entscheidung. Viele der Angehörigen gehen arbeiten, können sich nicht 24 Stunden am Tag um den alten, kranken Menschen kümmern. Der häusliche Pflegedienst kann häufig nur einen Bruchteil des Arbeitsaufwandes abdecken.

Gerade bei dementen Menschen kann es zuhause wirklich gefährlich werden, wenn sie alleine sind. Sie vergessen, dass sie den Herd angemacht haben, verdorbene Lebensmittel werden nicht mehr erkannt, sie vergessen zu essen und zu trinken, Reinigungsmittel werden als Getränk angesehen. Wenn sich Angehörige nicht permanent um den Dementen kümmern können, muss eine andere Lösung her. Zudem ist es auch sehr belastend, einen an Demenz erkrankten Menschen zuhause ständig zu betreuen. Oft ist es für die Angehörigen der erste Kontakt mit an Demenz erkrankten Personen und wenn es dann noch jemand ist, den man liebt, ist es umso schwerer.

Aber auch, wenn Demenz keine Rolle spielt und der Betroffene „nur" schwächer wird, evtl. bettlägerig ist, Schmerzen hat, ist oft eine Betreuung zuhause nicht möglich. Die meisten Angehörigen tun sich schwer damit.

Es ist schon ein Unterschied, ob man einen fremden Menschen pflegt oder jemanden, den man schon sein Leben lang kennt und liebt.

Oft sehen sich die Angehörigen verschiedene Einrichtungen an, um sich dann zu entscheiden. Nun haben sie sich für die Einrichtung entschieden, in der du arbeitest. Warum? Frag sie ruhig. Sie haben ihre Gründe, warum sie sich genau für diese Einrichtung entschieden haben.

Im Laufe meines Berufslebens habe ich erlebt, dass es verschiedene Gruppen von Angehörigen gibt. Zum ersten die, die froh sind, dass sie für den geliebten Menschen eine nette Unterkunft mit kompetenter Betreuung bekommen haben, in der er sich wohlfühlt. Sie sind dankbar, genießen die Besuchszeiten mit dem Klienten und haben auch immer ein nettes und anerkennendes Wort für uns und unsere Arbeit. Mit ihnen kommt man eigentlich recht gut aus, sie zeigen Interesse ohne zu nerven.

Dann gibt es die Angehörigen mit schlechtem Gewissen. Sie hadern damit, aus welchen Gründen auch immer, dass sie sich für eine Einrichtung entscheiden mussten. Sie kommen oft nur kurz zu Besuch, sind mit der ganzen Situation überfordert. Sie wirken nervös, sind kurz angebunden, mäkeln auch ab und zu mal rum. Such das Gespräch. Erkläre, dass sie die richtige Entscheidung getroffen haben, zähle Gründe dafür auf. Zeig ihnen, dass der Klient sich wohl fühlt, mache sie ggf. auf Fortschritte aufmerksam. Versuch, ihnen das schlechte Gewissen zu nehmen. Sorge dafür, dass sie sich bei Besuchen wohl fühlen.

Dann gibt es die sogenannten „Helikopter-Angehörigen". Sie wollen über alles informiert sein, sind, wenn möglich, bei Arztvisiten dabei, bleiben stundenlang zu Besuch. Sie beobachten alles was den Klienten angeht, manchmal auch andere Klienten. Sie entscheiden, was der Klient isst und trinkt, hinterfragen Mobilisation, Medikamente, Behandlungspflegen. Sie sind selten zufrieden. Häufig sprechen sie Zustände, die sie stören nicht auf dem Wohnbereich an, sondern wählen gleich den Weg zur Pflegedienstleitung oder Heimleitung. Oder sie platzen mitten in eine Versorgung eines anderen Klienten, weil sie uns unbedingt sofort sprechen müssen. Es ist mitunter schwierig mit ihnen in einen produktiven Dialog zu kommen. Oft fehlt ihnen das Verständnis zu grundlegenden Tagesstrukturen und unserer Arbeit.

Was ich auch ab und zu erlebe, sind Angehörige, die einfach froh sind, dass der alte Mensch nicht mehr zuhause lebt. Die froh sind, den Nörgler und/oder aggressiven Menschen nicht mehr ertragen zu müssen. Die sich jetzt auf sich und ihr Leben konzentrieren können. Manchmal ist das gut nachzuvollziehen. Versuche trotzdem, dass der Kontakt aufrecht erhalten bleibt. Auch wenn sie dann vielleicht nur alle vierzehn Tage für eine halbe Stunde zu Besuch kommen.

Zu guter Letzt findest du Angehörige, die sich quasi in Luft auflösen. Wenn sie zu Besuch kommen, bemerkst du es kaum. Die Besuche sind kurz, mit uns sprechen sie kaum. Sie fragen nicht nach dem Befinden des Klienten. Oder sie kommen gar nicht mehr. Sie rufen nicht an und wenn wir ein Anliegen haben, sind sie schwer zu erreichen. Versuch, auch mit ihnen das Gespräch zu suchen. Mach ihnen klar, dass sie kein Störfaktor sind, dass sie herzlich willkommen sind und dass die Zusammenarbeit mit ihnen wichtig ist. Vor allem für ihren lieben Menschen, der sich in unserer Obhut befindet.

Es ist wichtig, dass du die Angehörigen genauso ernst nimmst, wie deinen Klienten. Auch ihnen fällt anfangs die Umstellung schwer. Hör dir die Sorgen und Bedenken an, beantworte Fragen oder sorge dafür, dass sie beantwortet werden, wenn du es nicht kannst. Die Angehörigen können anfangs, wenn du noch fremd bist für den Klienten, Zuversicht und Hoffnung meist besser transportieren. Beziehe sie in Entscheidungen mit ein, informiere sie über Fortaber auch Rückschritte.

Zu uns kam eine gepflegte Dame zur Kurzzeitpflege, sie wurde von ihrer Tochter begleitet. Die Tochter war ein reines Nervenbündel. Sie wuselte im Zimmer rum, kam dann zu uns mit mehreren eng beschriebenen DIN A 4 Seiten. Dort stand der genaue Tagesablauf und welche Hilfe ihre Mutter bei welchen Verrichtungen benötigte. Es war aber auf aufgeführt, dass ihre Mutter nur abgekochtes Wasser trinken soll und genaue Vorgaben zu Ernährung. Kein Zucker, kein Ei, kein Fleisch, kein Weißmehl etc. Aber nicht, weil ihre Mutter das nicht vertrug, sondern weil es vielleicht ungesund sein könnte. Die Tochter blieb bis zur Nachtruhe, machte ihre Mutter selbst fertig für die Nacht. Sie selbst sollte in einigen Tagen zu einer Kur. Die Tochter machte sich große Sorgen, ob sie das Richtige getan hatte, ob es ihrer Mutter bei uns gut gehen würde. Die Klientin selbst hatte eine leichte Demenz, war aber im Verhältnis zur Tochter recht ruhig. Die nächsten zwei Tage war die Tochter ständig anwesend, immer in der Angst, wir könnten etwas verkehrt machen.

Die Tochter fuhr zur Kur, die Klientin ent-
spannte sich sichtbar. Sie wollte gerne bei
uns bleiben. Die Tochter rief fast täglich an,
erkundigte sich nach dem Befinden ihrer
Mutter. Als sie nach vier Wochen wieder-
kam, war sie sichtlich ruhiger, nahm ihre
Mutter wieder mit nachhause. Ca. drei Mo-
nate später zog die Klientin fest bei uns ein,
die Tochter war wieder so nervös wie vorher. Sie besuchte ihre Mutter zwar fast täglich, aber nur ungefähr eine Stunde und war
mit uns in ständigem Gespräch. So konnten
sich auf Dauer beide entspannen.

Tagesablauf

In den meisten Einrichtungen sieht der Tagesablauf für das Pflegepersonal doch wie
folgt aus, oder zumindest ähnlich:

- o Bis ca. 8:00 Uhr Grundpflege – wir
  hetzen von einem Zimmer ins
  nächste, um alle Klienten pünktlich
  zum Frühstück bringen zu können
- o Von ca. 8.00 Uhr bis ca. 9:00 Uhr
  Frühstück – es werden die Klienten
  an die Tische gesetzt, Frühstück
  wird verteilt und mundgerecht zubereitet, Kaffee eingeschenkt, Essen
  angereicht, Klienten werden zum
  Essen und Trinken animiert
- o Toilettengänge

- Ab ca. 10:00 Uhr Beschäftigung – meist durch eine Betreuungsfachkraft, wir haben evtl. kurz Zeit für andere Aufgaben, vielleicht werden noch die Betten gemacht, wir haben kurz Pause
- Toilettengänge
- 12:00 Uhr Mittagessen – das gleiche Ritual wie beim Frühstück
- Danach Mittagsruhe – wir legen die Klienten auf die Betten, vorher evtl. nochmal Toilettengänge, der Speiseraum wird aufgeräumt
- Ca. 14:30 Toilettengänge nachdem wir die Klienten wieder aus den Betten geholt und ggf. wieder angezogen haben
- 15:00 Kaffee – das gleiche Ritual wie beim Frühstück
- Danach evtl. Beschäftigung
- Toilettengänge
- 18:00 Abendbrot – das gleiche Ritual wie beim Frühstück, nur dass meist noch Tee gekocht werden muss
- Grundpflege und Nachtruhe – wir hetzen wieder von einem Zimmer ins nächste, bereiten die Klienten für die Nachtruhe vor

Natürlich werden zwischendurch noch Medikamente gestellt, Behandlungspflegen

und Visiten durchgeführt, Telefonate gemacht, Dokumentationen geschrieben und
was noch so anfällt.

Doch wie sieht so ein Tagesablauf für einen
einzelnen Klienten aus? Wir gehen mal von
einer etwas zurückhaltenden alten Dame
mit leichter Demenz und mäßigem Hilfebe-
darf aus.

- o 7:30 Uhr – eine Schwester (deren
  Namen ich nicht weiß) kommt zu
  mir ins Zimmer (nicht gerade leise),
  macht Licht an, sagt „guten Morgen
  Frau X". Ich bin noch gar nicht richtig wach. Sie schiebt die Gardinen
  beiseite, nimmt die Bettdecke weg
  und sagt „aufstehen". Ich schiebe
  meine Beine über die Bettkante, die
  Schwester hilft mir, den Oberkörper
  aufzurichten. Sie zieht mir die Haus-
  schuhe an, hilft mir in den Stand.
  Wir gehen ins Bad. Die Schwester
  stellt mich vor die Toilette, zieht mir
  den Schlüpfer runter und sagt, ich
  soll mich hinsetzen. Ich setze mich
  brav. Nun lässt die Schwester Wasser ins Waschbecken, fragt, ob ich
  fertig bin. Womit? Ach ja, ich sitze
  auf der Toilette. Nein, ich bin nicht
  fertig. Die Schwester sagt, sie
  kommt gleich wieder und geht weg.
  Jetzt kann ich Ruhe auf der Toilette

sitzen. Ich wische mir den Po ab, ziehe das Nachthemd aus und gehe zum Waschbecken. Schönes warmes Wasser. Ich wasche mir das Gesicht und die Hände. Und warte. Mir ist kalt. Ich weiß nicht, wie lange ich gewartet habe, aber die Schwester kommt wieder. Sie wäscht mich unter den Armen und den Rücken, cremt mich ein, zieht mir das Unterhemd über. Sie wäscht mich untenrum. Ich setzte mich auf den Toilettendeckel, sie zieht mir Schlüpfer mit einer Einlage, Strumpfhosen und Rock an. Die Schwester legt mir alles zum Zähneputzen, die Bürste und meine Bluse hin und geht hinaus. Den Rest schaffe ich alleine. Irgendwie bin ich noch müde. Ich putze die Zähne, kämme die Haare und ziehe mir die Bluse an. Dann gehe ich zurück in mein Zimmer, setze mich und überlege. Soll ich schon rausgehen? Die Schwester hat nichts gesagt, also warte ich.

○ 8:10 Uhr – die Schwester reißt meine Tür auf und ruft gereizt: „Frau X, wo bleiben sie denn? Es gibt Frühstück! Kommen Sie bitte." Ich mache mich auf den Weg zum Speiseraum. Auf dem Weg dorthin sehe

33

ich andere alte Leute und zwei Schwestern. Ich suche mir meinen Platz im Speiseraum. Die Schwester stellt mir einen Teller mit einem Brötchen, Butter, Marmelade und Käse hin, schenkt mir Kaffee mit Milch ein. Die Butter ist in Portionsgröße abgepackt, es ist ganz schön fummelig, das Papier abzubekommen. Ich schmiere mir mit einigen Schwierigkeiten das Brötchen. Keiner sieht, wie schwer mir das fällt. Ich sehe, dass die Schwestern anderen alten Leuten helfen. Mir nicht. Und eigentlich trinke ich den Kaffee gerne mit Zucker. Aber ich traue mich nicht, jemanden anzusprechen. Oh das Brötchen ist aber sehr kross heute. Schwer zu beißen. Aber ich kann es ja in den Kaffee stippen. Bäh, nun habe ich die ganzen Krümel im Kaffee. Den trinke ich nicht mehr. Nach einiger Zeit spricht mich die eine Schwester an: „Frau X, sie müssen mehr trinken und warum haben sie ihr Brötchen nicht aufgegessen?" Was soll ich sagen? „Ich habe keinen Hunger." Stimmt gar nicht, aber ich kann ja nicht sagen, dass ich das Brötchen, das ich bestellt habe, nicht beißen kann und mir meinen Kaffee selbst versaut habe. Ohne weiteren Kommentar nimmt die Schwester das Geschirr weg. Oh meine Tabletten muss ich noch nehmen, jetzt habe ich nichts mehr zu trinken. Doch die Schwester bringt mir Wasser. Ich mag kein Wasser. Aber man sagt mir, Medikamente muss man immer mit Wasser nehmen. Na gut, zwei Schlucke und die Tabletten sind weg.

o 9:00 Uhr – das Frühstück ist beendet. Eine Schwester (dieselbe wie heute Morgen?) kommt, sagt, ich solle zur Toilette gehen. Ich muss nicht, es ist ja mal gut eine Stunde her, dass ich war. Außerdem, wo ist hier eine Toilette? Na egal, ich bleibe sitzen. Ich sitze auf dem Platz am Tisch, an dem ich gefrühstückt habe. Außer mir sind noch ungefähr 15 andere alte Leute in dem Raum. Manche dösen andere blicken starr vor sich hin, eine Dame strickt, eine andere ruft in kurzen Abständen „Schwester!". Aber nirgendwo sehe ich eine Kommunikation zwischen zwei Menschen. Oh weh, da kommt der Mann, der mir Angst macht. Er guckt immer so grimmig und geht umher. Ich weiß immer nicht, was ich von ihm halten soll. Auch ich drifte ab in meine eigenen Gedanken. Ich denke an meinen Mann, der schon viele Jahre tot ist. Es wäre so schön, wenn er hier wäre. Wir könnten uns unterhalten oder etwas zusammen spielen oder auch nur dicht zusammensitzen. Wir wären uns einfach nah.

- 10:00 Uhr – eine Frau betritt den Raum. „Guten Morgen, wir machen heute Gedächtnistraining". Prima, endlich etwas Abwechslung. Die nette Frau stellt uns ein Glas Saft hin – mmh schmeckt gut und beginnt. Die Stunde vergeht viel zu schnell, ich weiß noch viel von früher. Ich werde gelobt. Das tut gut.

- 11:00 Uhr – wieder kommt eine Schwester, sagt ich solle zur Toilette gehen. Ja, ich muss mal. Ich gehe auf den Flur, weiß nicht, wo ich lang soll. Oh Gott jetzt aber schnell. Ich gehe nach rechts, gucke an die Türen. Hier steht mein Name an der Tür. Ich habe die Toilette gefunden. Puh, das war knapp. Ich setze mich in mein Zimmer, weiß nicht, was ich machen soll. Hier steht ein Fernseher, aber er ist aus und ich weiß nicht wie ihn anmachen kann.

Schade. Also fange ich wieder an zu grübeln. Und döse wohl ein.

- 11:50 Uhr – die Tür geht auf, ich schrecke aus dem Schlaf auf. „Mittagessen, kommen sie bitte!" Also mache ich mich auf den Weg zum Speiseraum und setze mich. Die Suppe ist lecker, beim Hauptgericht ist das Fleisch ziemlich fest. Ich kann es kaum schneiden, also lasse ich es liegen und esse Kartoffeln mit Sauce und Möhrengemüse. Schmeckt ein bisschen lasch. Aber der Nachtisch ist gut. Schokoladenpudding mit Vanillesauce. Als Getränk gibt es Brause. Eigentlich mag ich keine Kohlensäure. Aber ich habe Durst, also trinke ich ein wenig. Und wieder muss ich hören, dass ich mehr trinken soll. „ja, dann gebt mir doch etwas, was ich mag" denke ich. Ich habe leichte Kopfschmerzen.

- 12:45 Uhr – eine Schwester kommt zu mir, sagt, ich könne mich jetzt etwas hinlegen, wenn ich möchte. Ja, möchte ich. Sie ist so nett und begleitet mich in mein Zimmer, hilft mir, den Rock auszuziehen und mich hinzulegen. Ich schlafe sofort ein.

- 14:30 Uhr – ich bin gerade wach geworden. Die Schwester kommt leise ins Zimmer und guckt, ob ich wach bin. Sie begrüßt mich freundlich, fragt, ob ich vor dem Kaffeetrinken nochmal zur Toilette möchte. Ja, möchte ich. Sie hilft mir, ist freundlich, lächelt mich an und begleitet mich an meinen Platz im Speiseraum.

- 15:00 Uhr – es gibt Kekse, die ich wieder stippen muss, die aber lecker sind. Die Schwester sieht das, stellt mir eine zweite Tasse Kaffee hin – mit Zucker! Nun habe ich Kaffee zum Stippen und Kaffee zum Trinken. Ich esse alles auf und trinke den Kaffee mit Genuss.

- 15:45 Uhr – die Schwester macht Musik an, Musik von früher. Die meisten Leute kennen die Texte, singen oder summen mit. Die Schwester tanzt mit einem Mann, der im Rollstuhl sitzt. Wir schunkeln etwas, es ist eine schöne Stimmung, wir lachen. Die Schwester verteilt noch mal Getränke, fragt jedoch vorher, was wir trinken möchten. Es ist ein schöner Nachmittag, auch wenn die Schwestern nicht die ganze Zeit dabei sind. Auch der Mann, vor dem ich sonst Angst habe, sitzt entspannt auf seinem Platz und lauscht der Musik.

o 17:15 Uhr – die Schwester kommt wieder, fragt jeden, ob er zur Toilette muss und begleitet die Leute, auch mich. Sie nimmt mich wieder mit in den Speiseraum, fragt mich, ob ich schon mal die Teller auf den Tischen verteilen kann. Klar kann ich und mache es auch gerne. Ich werde plötzlich gebraucht. Schönes Gefühl!

o 18:00 Uhr – es gibt Abendbrot. Die Schwester sieht, wie ich mich mit der Butter quäle und packt sie für mich aus. Dankeschön. Sie fragt mich wieder, was ich trinken möchte. Als ich fertig bin, sind Teller und Tasse leer. Langsam werde ich müde. Aber die Schwester bringt erst die Leute weg, die laut rufen oder schon fast einschlafen.

o 19:00 Uhr – endlich kommt die Schwester auch zu mir. Sie bringt mich zur Toilette, deckt in der Zwischenzeit mein Bett auf, legt Sachen für morgen zurecht. Als sie wieder zu mir kommt, bin ich fertig und sie hilft mir beim Waschen und Zähneputzen. Dann hilft sie mir ins Bett zu kommen, fragt, ob ich bequem liege und deckt mich zu. Sie streichelt mir über die Hand und wünscht mir eine gute Nacht. Das ist schön. So kann ich gut einschlafen.

So oder so ähnlich könnte der Tagesablauf aussehen. Rechne mal hoch, wie viele Minuten Frau X Kontakt zum Pflegepersonal an diesem Tag hatte. Und wie oft hat sie sich dabei nicht wohlgefühlt?

Wir können auch versuchen, den Tagesablauf für einen schwerer dementen Mann zu durchdenken. Wie es für ihn sein könnte, können wir nur erraten, aber wir versuchen es trotzdem. Allerdings werden wir uns auf einen Vormittag beschränken.

Es ist dunkel, ich liege im Bett, es ist warm. Ich höre ein Geräusch, plötzlich wird es hell. Mir tun die Augen weh, ich kneife sie zu. Ich höre eine Stimme. Ich öffne die Augen, eine unbekannte Frau steht vor mir. Sie sagt: "guten Morgen". Ich sehe mich um. Wo bin ich? Alles ist fremd. Nein, das Bild an der Wand habe ich schon mal gesehen. Die fremde Frau redet auf mich ein. Was will sie? Ich verstehe nichts.

Sie nimmt meine Beine und fasst unter meine Schultern. Ich sitze. Mir ist kalt. Sie fummelt an meinen Füßen, zieht mich an den Händen in den Stand. Sie führt mich in einen anderen Raum, dreht mich um und zieht mir die Hosen runter. Warum macht sie das? Ich will das nicht! Ich verstehe „hinsetzen". Ja, aber wie macht man das? Ich habe das Gefühl zu fallen, jetzt sitze ich. Die Frau macht mich nackt, redet noch immer. Mir ist kalt. Dann wird es nass und warm im Gesicht, an den Armen, an der Brust und am Rücken. Nun scheuert sie mich wieder trocken. Mir ist kalt. Die Frau zerrt mir etwas über die Arme dann über den Kopf. Ich will das nicht! Das ist unangenehm! Dann fummelt sie wieder an den Füßen und den Beinen rum. Ich soll aufstehen sagt sie. Das kann ich. Plötzlich greift sie mit etwas warmen, Nassen zwischen meine Beine. Jetzt reicht es!! Sie soll aufhören! Ich winde mich und schimpfe. Die Frau hat einen beruhigenden Ton in der Stimme. Sie macht mich wieder trocken und bedeckt meine Nacktheit. Dann kommt sie mit einem brummenden Apparat an mein Kinn und die Wangen. Das Gefühl kenne ich. Ich halte still. Irgendwie weiß ich, dass das richtig ist.

Die Frau führt mich ein paar Schritte. Sie kommt mit einem langen schmalen Ding an meinen Mund. Irgendwie kenne ich das auch. Ich mache den Mund auf. Sie scheuert mit dem Ding meine Zähne. Schmeckt komisch. Sie hält mir einen Becher an den Mund. Ah, ich soll trinken. Mach ich. Die Frau redet noch immer. Der Ton ihrer Stimme ist etwas aufgeregt. Warum?

Sie nimmt mich an die Hand, wir gehen. Sie bringt mich in einen großen Raum. Es sind andere Leute da. Sie setzt mich an einen Tisch. Alles ist fremd. Die Leute, die Einrichtung. Wo bin ich? Was geschieht jetzt? Eine Frau stellt etwas vor mich hin. Sie setzt sich neben mich, hält etwas an meinen Mund. Ich öffne den Mund, sie schiebt etwas hinein. Ah etwas zu essen. Schmeckt gut. Jetzt wo ich weiß, dass das was vor mir steht, etwas zu essen ist, kann ich das alleine. Ich greife zu und esse. Zwischendurch hält mir jemand immer wieder einen Becher an den Mund. Ich trinke. Das Essen ist weg. Ich habe Hunger. Wo bin ich?

Die Zeit fliegt an mir vorbei. Ich kann keinen Gedanken fassen. Alles ist fremd. Zwischendurch trinke ich. Es wird plötzlich warm zwischen den Beinen. Was ist das? Egal. Eine Frau geht mit mir. Jetzt ist es kalt zwischen den Beinen. Die Frau macht mich unten nackig. Ich will das nicht! Sie schrubbt an mir rum. Ich will das nicht! Als ich wieder angezogen bin, führt sie mich in einen großen Raum. Hier war ich noch nie. Es sind andere Leute da. Alles ist fremd. Ich bin einsam.

Versuche, dir einen Tagesablauf aus der Sicht eines immobilen Klienten oder einem mit Schmerzen vorzustellen. Vielleicht hast du schon einen bestimmten Klienten im

Auge. Es wäre auch eine Aufgabe für euer Team. Macht es zusammen.

Schlafen

Du kennst es sicherlich. Entweder möchten alle Klienten gleichzeitig direkt nach dem Abendbrot ins Bett oder sie möchten gar nicht. Endet der Tag auf eurem Wohnbereich nach dem Abendbrot, oder bietet ihr danach noch etwas an?

Wie geht ihr mit den Klienten um, die nicht direkt ins Bett möchten? Gibt es bei euch ein Nachtcafé? Für viele Klienten ist es ein schöner Abschluss des Tages, wenn sie noch zusammen Fernsehen, Radio hören oder klönen können. Jeder kann den Tag so abschließen, wie es ihm gefällt. Vielleicht kannst du warme Milch, beruhigende Tees, ein kleines Glas Rotwein oder ein Likörchen anbieten. Du wirst sehen, bald werden auch die Klienten, die eigentlich sonst sofort ins Bett möchten dieses Ritual genießen. So kannst du einen nach dem anderen zu Bett bringen. Auch hier spielt die Biographie eine Rolle. Was waren die Klienten von Beruf? Jemand der z. B. Bäcker war, wird vermutlich früh zu Bett gehen und früh aufstehen. Wie haben deine Klienten die Abende zuhause verbracht? Frag sie oder die Angehörigen. Die wenigsten Klienten werden gleich nach dem Abendbrot zu Bett gegangen sein. Natürlich, wenn der Tag anstrengend war oder sowieso jemand erschöpft oder matt ist, darf und soll er ins Bett.

Es wäre schön, wenn die Toleranz der Schlafgewohnheiten steigen würde. Aber leider ist es häufig so, dass alle schnell hintereinander zu Bett gebracht werden. Es entsteht automatisch Hektik und Unruhe. Kein guter Abschluss eines Tages.

Abends ist immer eine Menge zu tun. Der Feierabend naht auch, die Nachtschicht soll nicht noch Klienten zu Bett bringen. Ist alles klar. Mit ein wenig Umstrukturierung und Ruhe kann es gelingen, dass du entspannt in den Feierabend gehst und deine Klienten freudig und ohne Hektik ins Bett.

Gehen deine Klienten abends gerne ins Zimmer und in ihr Bett? Das Zimmer und auch das Bett sollten gemütlich, wohnlich und einladend sein. Es ist schön, wenn du Ruhe vermittelst und auch bestimmte Wünsche des Klienten respektierst wie z. B. Nachtlicht an, Gardinen auf, Licht im Bad anlassen, Fernseher einschalten.

Viele Klienten sind es Jahrzehnte gewohnt gewesen, dass ihr Partner neben ihnen lag. Es gab Körperkontakt. Nimm den Klienten beim „gute Nacht sagen" ruhig kurz in den Arm oder streichle seine Hand oder Wange.

Und das letzte was er sehen sollte, bevor das Licht gelöscht wird, ist ein freundliches, liebevolles Gesicht. Vielleicht tut auch ein weiches, kuschliges Kissen gut, welches dein Klient im Arm halten kann.

Einige Klienten hält es trotz aller Mühen nicht im Zimmer. Sie wandern über den Wohnbereich, setzen sich mal hier und mal dort hin. Irgendwann schlafen sie auf einem Sessel oder Sofa ein. Leg ihnen eine Decke über und lass sie schlafen. Wenn du sie wieder ins Bett bringen willst, werden sie wieder munter, wandern weiter und bekommen nicht ausreichend Schlaf.

Sell dir vor: du hast gerade den letzten Bissen vom Abendbrot gegessen, den letzten Schluck Tee getrunken. Jemand fasst von hinten deinen Rollstuhl und zieht dich vom Tisch weg. Du hörst nur: „es geht jetzt ins Bett". Du siehst nicht mal, wer deinen Rollstuhl schiebt. Und dann geht alles ganz schnell. Ab ins Bad, auf die Toilette, dabei ausziehen. Kurz Hände, Gesicht und Intimbereich waschen, Zähne raus, Nachthemd an und ab ins Bett. Das Licht geht aus, du hörst nur noch eine Stimme, die im rausgehen „gute Nacht" sagt. Du liegst im Bett, bist wahrscheinlich hellwach, denn es ging alles unheimlich schnell. Vermutlich fängst du an zu grübeln und kannst noch lange nicht schlafen.

Körperliche Einschränkung

Die meisten unserer Klienten sind körperlich in irgendeiner Weise eingeschränkt. Es ist manchmal schwer nachzuvollziehen, warum ihr oder ihm das eine oder andere so schwerfällt.

Ich möchte versuchen, dass du verstehst, wie sich diese Einschränkungen auf den Alltag auswirken.

Viele unserer Klienten können schlecht sehen. Ob die vorhandenen Brillen immer von Vorteil sind, lassen wir mal dahingestellt.

Nimm dir verschiedene Brillen, je stärker, desto besser. Setz sie auf. Versuche dich in dem Raum zu orientieren. Versuche zu essen und zu trinken. Kleb bei einer Brille die Gläser mit Papier ab, lass nur in der Mitte jeweils ein kleines Loch. Oder kleb mittig auf das Glas ein kleines, rundes Stück Papier. Mach Folie auf die Gläser. So kannst du verschiedene Sehstörungen annährend nachempfinden. Und du merkst, wie schwierig einzelne Situationen sein können. Auch den Druck im Kopf den du eventuell empfindest, haben einige Klienten. Frag deine Klienten, was genau sie noch sehen. Und frag auch, ob ihnen die vorhandene Brille weiterhilft.

Auch das Gehör ist bei vielen eingeschränkt. Verschließe deine Ohren mit Watte und führ

eine Unterhaltung. Es ist alles etwas ge-
dämpft. Nun tausch die Watte durch Ohrstöpsel aus. Wieviel bekommst du von der
Unterhaltung noch mit? Hörst du noch die
Vögel zwitschern? Jetzt versuch es mit großen Kopfhörern. Und zu guter Letzt eine
Kombination aus Ohrstöpsel und Kopfhörern. Nun weißt du, warum einige Klienten
nicht (gleich) reagieren, wenn du sie an-
sprichst. Und in welcher Lautstärke sprichst
du? Frag deine Kollegen.

Häufig erleben wir, dass Klienten nicht mehr
richtig greifen können. Sei es durch Arth-
rose, Rheuma, Parkinson oder andere Ner-
venerkrankungen. Auch hier kannst du ausprobieren, wie es sich in etwa anfühlt. Versuch es erst mit normalen Wollhandschu-
hen. Mach auch hier wieder alltägliche
Dinge. Mach Knöpfe auf und zu, iss mit Messer und Gabel, greif eine Tasse, versuche
eine Münze aufzuheben usw. Das Gefühl ist
eingeschränkt. Nun mach die gleichen Tätigkeiten mit Arbeitshandschuhen (wie Bauar-
beiter sie tragen). Nimm die Kombination
aus beiden Handschuhen.

Die nächste große Einschränkung ist das Gehen. Natürlich gibt es auch hier wieder viele
verschiedene Ursachen von Gangstörungen.
Aber eine Methode lohnt sich, mal auszuprobieren. Nimm z.B. Gewichtsmanschet-
ten, binde sie um deine Knöchel. Und nun

geh. Geh auch Treppen rauf und runter, beweg dich auf unebenen Untergründen. Ist nicht so schön oder? Mach mit einer anderen Person auch folgende Übung: du versuchst fest stehen zu bleiben, die andere Person will dich aber wegziehen. Dieses „Festfrieren" haben wir häufig bei M. Parkinson. Es bringt den Betroffenen nichts, sie einfach ziehen zu wollen. Sie haben einfach nur noch Angst zu fallen. Entweder unterstützt du sie an einer Seite und sagst laut mit welchem Fuß gestartet werden soll oder du stellst dich vor den Klienten, nimmst beide Hände, gibst wieder das Kommando und gehst rückwärts mit. Konzentriere dich auf den Klienten. Bei Drehungen, die oft sehr schwierig sind, „tanzt" du mit dem Klienten. D. h. du nimmst den Klienten in den Arm, machst wiegende Bewegungen und drehst dich langsam in die gewünschte Richtung. Nach einigen Versuchen macht es euch beiden Spaß und klappt meist ganz gut.

Nun zu allgemein eingeschränkter Bewegung. Die Schmerzen, die die Betroffenen haben, können wir hier nicht nachstellen, aber trotzdem wirst du merken, wie eingeschränkt man sein kann. Zieh dir einfach so viele Kleidungsstücke übereinander wie möglich. Wenn du hast auch mit Ski Jacke und -hose. Abgesehen davon, dass du wahrscheinlich ins Schwitzen kommst, bist du ganz schön unbeweglich. Setz dich hin, leg dich hin, steh auf. Mach all das, was du von deinen Klienten erwartest. Iss und trink, geh zur Toilette, steig Treppen.

Versuch doch mal so angezogen, mit Brille und Kopfhörern zu essen, zu trinken und Rollstuhl zu fahren.

Vielleicht hast du jetzt auch eigene Ideen, wie Handicaps besser zu verstehen sind.

Hier ein Beispiel von einem Klienten mit einer körperlichen Einschränkung. Herr K. war ein großer, schlanker Mann, der durch eine Verletzung am Kopf eingeschränkt war. Er konnte alle Bewegungen nur noch extrem langsam durchführen. Es belastete ihn sehr, er wusste, dass er viel Zeit in Anspruch nahm, aber er war auch ein sehr eigensinniger Mensch. Viele Kollegen reagierten ungeduldig oder nahmen ihm Tätigkeiten ab, die er noch selbst bewerkstelligen konnte. Das wiederum machte ihn wütend und traurig. Herr K. war kontinent, er benötigte lediglich Begleitung zur Toilette, da er sturzgefährdet war. In der Nacht klingelte er ein- bis zweimal für einen Toilettengang. Ich wusste dann genau, dass die nächste halbe Stunde für ihn eingeplant werden musste. Wir waren so verblieben, er klingelte rechtzeitig, dann hatte ich noch Zeit kurz andere Klingeln zu bedienen. Er wusste genau, dass ich in den nächsten zehn Minuten zu ihm komme. Der Weg vom Bett zur Toilette betrug ungefähr fünf Meter. Schon alleine, ihn aus dem Bett zu holen dauerte. Wenn er dann stand, ging er mit dem Rollator wirklich im Zeitlupentempo ins Bad. Es nutzte nichts, ihn zu drängen, es ging einfach nicht schneller. Er konnte ja nichts dafür. Also nahm ich mir die Zeit, wir unterhielten uns während unserer Wanderung immer angeregt. Wir waren beide allerdings jedes Mal froh, wenn Herr K. wieder im Bett lag. Für ihn war diese Prozedur sehr anstrengend, für mich zeitraubend, weil ich ja auch noch andere Klienten zu versorgen hatte. Aber in den meisten Nächten liefen wir. Den Rollstuhl benutzen wir nur ganz selten. Manchmal bat ich ihn darum, wenn ich z.B. jemanden hatte, dem es nicht so gut ging, den ich nicht so lange allein lassen konnte. Dann war es für Herrn K. kein Problem, den Rollstuhl zu nehmen. Nach einigen Monaten bekam ich von diesem Klienten mein schönstes Kompliment meiner beruflichen Laufbahn. Er sagte wortwörtlich zu mir: „Wenn alle Schwestern so wären wie Sie, würde das Wort Altenheim seinen Schrecken verlieren." Und für mich ist dieses Kompliment zu meinem Leitfaden geworden.

Sprachliche Einschränkung

Du erlebst sicher auch öfter, dass Klienten sprachlich eingeschränkt sind. Sei es durch neurologische Erkrankungen wie z.B. Parkinson oder ALS, durch dementielle Erkrankungen oder durch Operationen wie beispielsweise Tracheostoma-Anlagen. Oft gestalten sich Gespräche schwierig, die Klienten können ihre Wüsche und Bedürfnisse nur schwer oder gar nicht zum Ausdruck bringen. Wie reagierst du? Meinst du, es ist schon alles richtig, so wie du es machst? Oder machst du dir die Mühe, zu versuchen deine Klienten zu verstehen?

Wenn dir ein Klient etwas mitteilen möchte und verstehst es trotz Wiederholungen nicht, mach die Augen zu und konzentriere dich ganz und gar auf das Gesagte. Informiere deinen Klienten aber vorher, warum du die Augen schließt. Wenn du meinst, du hast es verstanden, wiederhole es um sicher zu gehen, dass du ihn wirklich verstanden hast. Wenn es trotzdem nicht klappt, kann dein Klient es vielleicht aufschreiben. Nimm einen großen Zettel und einen Filzstift. Kugelschreiber sind oft schwer zu halten von Menschen, die motorische Probleme haben. Wenn auch das nicht geht, bastele dir eine Buchstabentafel. Vielleicht habt ihr so etwas sogar im Haus. Das ist ein großer Blatt Papier, auf dem das Alphabet und die Zahlen von null bis neun stehen. Nun kann dein Klient mit dem Finger auf die einzelnen Buchstaben zeigen und dir so mitteilen, was er möchte.

Bei Wortfindungsstörungen kannst du deinen Klienten unterstützen, indem du das Wort sagst, nach dem er sucht. Nimm aber nicht ganze Sätze vorweg, das wird deinem Klienten unangenehm sein und ihn vielleicht auch traurig machen, weil er vor Augen geführt bekommt, dass ein Gespräch nicht mehr so einfach ist.

Du kennst es sicherlich. Dein Klient mit sprachlichen Einschränkungen ist plötzlich unruhig. Und du weißt nicht warum. Mach dir Gedanken, was ihn stören könnte. Oft sind es einfache Probleme die auftreten. Vielleicht kneift die Unterhose, der Schuh ist zu fest geschnürt, die Vorlage mit Klebefläche ist umgeknickt und klebt an den Haaren. Es sind nur einige Beispiele, aber sie können dir und dem Klienten weiterhelfen, das Unwohlsein zu beseitigen.

Demenz

Wenn wir mit dementen Klienten arbeiten, fällt es uns umso schwerer nachzuvollziehen, was diese Menschen denken und fühlen.

Bei Gesprächen mit an Demenz erkrankten Klienten, sollte dir immer bewusst sein, dass diese Menschen keine Ironie mehr verstehen. Sie verstehen wortwörtlich das, was du sagst. Mit klarem Humor aber können noch viele umgehen.

Wir werden anhand von Beispielen versuchen, unseren Eindruck zu beschreiben. Diese Beispiele haben wir zum Teil zusammen erlebt, die meisten aber getrennt, bei verschiedenen Arbeitsstellen.

Eine Zeitlang habe ich als Dauernachtwache gearbeitet. Eine unserer Klienten war Frau Sch., deren Demenz bereits fortgeschritten war. Wenn ich zum Dienst kam und sah welche Kollegen Spätdienst hatten, wusste ich genau, ob Frau Sch. bereits im Bett war. Sie reagierte nämlich sehr sensibel auf Ungeduld, Nichtverständnis und Gereiztheit. Wenn ich abends in ihr Zimmer kam, saß sie oft noch angezogen vor ihrem noch unberührten Teller mit Abendbrot. Nach einer freundlichen Begrüßung fragte ich sie ob ich mich setzen dürfte (ich durfte immer). Ich fragte sie, warum sie noch kein Abendbrot gegessen hat. Sie sagte, sie warte auf Heinz (ich weiß bis heute nicht, wer Heinz war). Ich hätte ihr nun sagen können, es gibt keinen Heinz hier, sie solle endlich essen und dass ich sie schnell ins Bett bringen möchte. Wir hätten garantiert über eine lange Zeit „ge-kämpft" – sie hätte nichts gegessen, ich hätte sie nicht ruhig zu Bett bringen können. Stattdessen sagte ich ihr, dass Heinz schon schläft. Er war so müde von der Arbeit. Sie war nun ganz besorgt, dass Heinz nichts zu essen bekommen hat. Ich konnte sie damit beruhigen, dass Heinz von mir schon Abendbrot bekommen hat. Frau Sch. freute sich, dass ich mich so gut um Heinz gekümmert hatte, nahm mich in den Arm und fing an zu essen. Nach ca. einer dreiviertel Stunde konnte ich sie ruhig zu Bett bringen.

Frau Sch. stand meist gegen sieben Uhr morgens auf. Eines Morgens stand sie bereits um vier Uhr am Waschbecken. Ich fragte sie, warum sie schon so früh auf sei. Sie müsste doch zur Schule, antwortete sie. Auf meine Frage, wie alt sie den sei, antwortete sie: "vierzehn". Ich half ihr (mit ihrem Einverständnis) sich für die Schule fertig zu machen. Wir suchten noch ein schönes Kleid aus und legten die Jacke zurecht. Als wir fertig waren, sagte ich ihr, dass sie noch drei Stunden Zeit hat bis der Bus fährt und sie könne sich nochmal hinlegen. Daraufhin legte sie sich ins Bett und schlief wieder ein, nachdem ich ihr versprochen habe, dass sie rechtzeitig geweckt wird. Im Frühdienst erzählte sie nichts mehr von der Schule. Was wäre wohl geschehen, wenn ich Frau Sch.

gesagt hätte, dass sie 94 Jahre alt ist und in einem Altenheim wohnt?

Seitdem fragen wir gerne nach dem Alter der Klienten. Je nachdem welches Alter sie nennen, kannst du dich besser auf sie einstellen. Es macht einen großen Unterschied, ob sie 17 oder 40 oder 80 sagen.

Stell dir vor: du sitzt in einem (meist großen) Raum. Um dich herum viele fremde Menschen. Einige schlafen, andere rufen, wieder andere singen oder sitzen stumm in Sesseln und Rollstühlen. Du hast keine Ahnung, wo du dich befindest oder wie du hergekommen bist. Es ist niemand da, den du kennst, niemand der dich anlächelt oder dir ein freundliches Wort gönnt. Du bist sehr einsam unter den vielen Leuten. Und dann kommt jemand in einem weißen Kittel auf dich zu. Du kannst das Gesicht nicht richtig erkennen, weil du deine Brille nicht aufhast. Der weiße Kittel sagt in scharfem Ton: „Komm Frau …, wir gehen auf die Toilette" oder „es gibt jetzt Mittag". Du weißt nicht, warum der weiße Kittel so mit dir spricht. Was machst du? Gehst du einfach mit, obwohl du nicht weißt was dich erwartet? Weinst du? Schreist du? Oder machst du gar nichts? Hast du Angst? Hast du überhaupt die Worte verstanden? Welche Reaktion wünschst du dir von dem weißen Kittel?

Versuch zu verstehen, warum der Klient so reagiert wie er reagiert. Such erst den Kontakt, hock dich hin, wenn der Klient sitzt, such Augenkontakt, lächle. Frag den Klienten, wie es ihm geht. Nimm ihn an und vor allem nimm ihn ernst.

Frau F. kam zu uns, da ihr Mann zwei Wochen zuvor verstorben war und sie aufgrund ihrer Demenz nicht alleine zuhause bleiben konnte. Frau F. war eine sehr gepflegte Dame, sie war früher Beamtin. Ihr Kurzzeitgedächtnis war fast komplett weg. Fast jeden Tag kam einer ihrer Söhne zu Besuch. Bei fast jedem Besuch erzählten sie vom Tod ihres Vaters. Jedes Mal kam Frau F. anschließend in Tränen aufgelöst zu uns. Nicht nur in Trauer um ihren Mann, ihr war dann auch bewusst, dass sie vergessen hatte, dass ihr Mann verstorben war. Und dieses Wissen war für sie extrem schlimm. Bei Gesprächen, in denen wir langsam die Richtung wechselten, konnten wir sie wieder beruhigen. Nun war das fehlende Kurzzeitgedächtnis von Vorteil. Wir führten Gespräche mit den Söhnen, in denen wir erklärten, dass ihre Mutter nicht in der Lage ist, eine normale Trauerbewältigung durchzumachen. Auch wenn es den Söhnen schwerfiel, klammerten sie dieses Thema bei ihren Besuchen aus. Frau F. wurde wieder etwas ruhiger.

Frau F. hatte sich ein kleines Heft angelegt, in die sie alle für sie wichtigen Dinge hineinschrieb. Auch wir haben zwischendurch Eintragungen vorgenommen. Es stand darin, wann sie eingezogen ist, wann die Mahlzeiten sind, Telefonnummern, unsere Namen. Aber es stand auch darin, welche Erkrankung sie hat. Dass ihr Kurzzeitgedächtnis gestört ist und dass sie medikamentös eingestellt wird. Jedes Mal, wenn sie verzweifelt war, uns nicht geglaubt hat, was wir sagten, konnten wir sie auf das Heft verweisen. Sie nahm es, erkannte ihre Schrift, las und war beruhigt.

Eine andere Dame war Frau B. Sie kam mit einer leichten Demenz, die erschreckend schnell fortschritt. Sie vergaß erst unsere Namen, dann fand sie ihr Zimmer nicht mehr, konnte sich nicht mehr waschen, konnte auch nach kurzer Zeit nicht mehr gehen und war auf den Rollstuhl angewiesen. Aber, sie konnte noch selbständig essen. Eines Tages, das Mittagessen wurde serviert, Frau B. hatte ihren Teller schon vor sich zu stehen. Sie beugte sich runter, zog ihren Schuh aus und legte ihn mitten auf den gefüllten Teller. Dann sah sie mich mit großen, erschrockenen Augen an und sagte: „das war wohl nicht richtig!?" Dann brach sie in Tränen aus. Keiner von uns hatte bis dahin etwas gesagt. Ich nahm sie in den Arm, versuchte sie zu trösten, nahm sie aus dem Speisesaal und suchte das Gespräch. Sie erzählte mir, dass sie ganz viele Dinge, von denen sie wusste, dass sie alltäglich waren, nicht mehr zuordnen konnte. Und das machte ihr große Angst. Ihr war bewusst, dass ihr Gedächtnis sie immer mehr im Stich ließ. Und sie konnte es einfach nur geschehen lassen, sich nicht dagegen wehren.

Viele Kollegen sind dagegen, Klienten mit „du" und dem Vornamen anzusprechen. Im Grunde ist das auch richtig. Es gibt aber auch Kollegen, die jeden Klienten duzen, mit „Mausi" oder „Schatz" ansprechen. Das ist sicherlich nicht ok. Aber wir meinen, dass es für einige Klienten tatsächlich besser ist. Es gibt natürlich diejenigen, die von sich aus sagen, „bitte sag ‚du'". Was spricht dann dagegen? Aber es gibt auch Klienten, die sich mit dem „du" und dem Vornamen einfach besser fühlen. Sie fühlen sich eher wie in einer Familie. Manchmal sind Verrichtungen einfacher durchzuführen. Es macht gerade für ältere Damen manchmal einen Unterschied, ob sie sich zum Beispiel vor jemandem ausziehen sollen, der sie siezt und auf Distanz ist, oder ob es ein freundliches, vertrautes Verhältnis ist. Manchmal schleicht sich das „du" ganz von alleine ein. Aber es ist besser, den Klienten zu fragen und auch die Angehörigen miteinzubeziehen.

Frau A. war eine sehr korpulente Dame, ebenfalls mit Demenz. Sie war burschikos, hat gerne gelacht und schmutzige Witze erzählt. Wenn wir morgens ins Zimmer kamen und „guten Morgen Frau A., es ist Zeit zum Aufstehen" sagten, kam meist keine Reaktion. Wenn überhaupt was kam, war es ein Brummen. Kamen wir jedoch rein, duzten sie und nannten sie beim Vornamen, kam ein freudiges „guten Morgen" zurück. Sie linste unter der Bettdecke vor und grinste. Dann stand sie auf und lies sich versorgen. Diese Reaktion zeigte sie über den ganzen Tag verteilt. Auf Ansprache mit „sie" und „Frau A." geschah nichts. Duzten wir sie und nannten sie beim Vornamen, war alles mit ihr möglich. Hätten wir auf dem „sie" bestanden, hätten wir ihr und uns das Leben schwergemacht.

Täuschung?

Beim Thema Demenz gibt es Kollegen, die der Meinung sind, man muss den Klienten immer die Wahrheit sagen. Muss man einem Dementen wirklich sagen, wenn er fragt, wo z.B. seine Tochter ist, dass sie gestorben ist? Und ihn damit ggf. mehrfach täglich in ein großes schwarzes Loch stoßen?

Muss man ihm sagen, dass er nie wieder nach Hause kommt und sein Haus verkauft ist? Muss man ihm sagen, dass sein Verstand nachlässt? Auch wenn die Zeitspanne, in der ihn dieser Gedanke beschäftigt, wahrscheinlich recht kurz ist – muss man? Wir denken, jeder sollte sich mit einer Antwort darauf selbst beschäftigen. Und wenn du der Meinung bist, man muss, dann mach dir auch klar warum und warum es deiner Meinung nach gut ist.

Viele Kollegen finden Bushaltestellen im Garten unmöglich. Weil dort nie ein Bus kommt. Aber es treffen sich dort Gruppen von Leuten, die sich unterhalten oder nur die Sonne genießen. Es ist einfach ein Treffpunkt. Wenn die Bushaltestelle nicht angebracht ist, wie kann man einen Treffpunkt schaffen, der besser ist? Wenn ihr eine Haltestelle im Garten habt, bring das Thema auf den Tisch und macht euch Gedanken.

Täuschen wir unsere Klienten nicht jeden Tag? Verkaufen wir nicht manches Medikament als Schmerz- oder Herzmittel obwohl es Psychopharmaka oder Sedativa sind? Sagen wir dem Klienten nicht, die Wunde sieht gut aus, obwohl wir die halbe Faust reinstecken können? Beruhigen wir die Leute nicht damit, dass ihr Sohn / ihre Tochter morgen kommt, obwohl wir ganz genau wissen, dass niemand kommen wird?

Ist es Täuschung, ist es Lüge? Und zu wessen Vorteil? All die oben genannten Beispiele sind zum Vorteil für beide Seiten. Der Klient ist beruhigt und wir sind es ebenfalls. Was einfach eine entspanntere Situation schafft. Beim Thema Demenz kannst du die Geschichte von Frau Sch. lesen. Ist es eine Täuschung, wenn man sie als vierzehnjährige Schülerin annimmt? Ist es eine Lüge? Aber sie fühlt sich doch gerade genau so. Und warum sollte man sie nicht so annehmen?

Essen und Trinken

Leider haben wir oft mit Klienten zu tun, die zu wenig Nahrung und Flüssigkeit aufnehmen. Viele leiden unter mangelndem Durstgefühl und Appetitlosigkeit. Wenn auch hier organische Ursachen abgeklärt wurden, solltest du dich auf die Suche machen, ob dies der wahre Grund ist. Natürlich lässt im Alter oft der Durst nach, der Appetit nimmt ab und auch der Geschmackssinn leidet häufig. Hat dein Klient schlechtsitzende Zahnprothesen? Ist er müde zu den Mahlzeiten? Möglicherweise musste er früher immer sehr sparsam sein, isst deshalb nur kleine Portionen? Ist es ihm peinlich, dass er nicht mehr so selbständig bei den Mahlzeiten ist?

Aber vielleicht schaffst du es, deinen Klienten wieder etwas mehr Spaß am Essen und Trinken zu vermitteln.

Die Umgebung spielt eine wichtige Rolle. Ist es unruhig im Speisesaal? Wie sind die Tische angeordnet? Hat jeder seinen festen Platz? Sieht dein Klient zu jemandem, der etwas unmanierlich isst? Setz dich mal auf seinen Platz und sieh dich um. Vielleicht fällt dir etwas auf, was du ändern kannst.

Wie sehen die Mahlzeiten aus? Alles lieblos auf den Teller gepackt? Oder achtest du darauf, dass die Mahlzeiten ansprechend serviert werden? Ein bisschen Deko auf den Tellern schadet nichts und macht das Essen gleich viel attraktiver. Kleine Tomaten, Weintrauben ein wenig Petersilie oder ein kleines Stück Schokolade auf dem Tellerrand.

Finde erstmal heraus, welche Mahlzeiten gar nicht oder nur zu einem kleinen Teil gegessen werden. Ist das Brot oder Brötchen zu fest oder zu trocken? Kann der Klient das Gemüse und das Fleisch zum Mittag nicht kauen? Wahrscheinlich habt ihr im Team schon darüber gesprochen. Und auch die Lieblingsspeisen erfragt. Leider sind wir oft zu vernagelt. Zum Frühstück Brötchen oder Brot mit Kaffee, zum Mittag warmes Essen mit Fleisch und Gemüse, am Abend Brot. So kennen wir das. Muss das immer alles so sein?

Fangen wir beim Frühstück an. Was bekommt der Klient vorgesetzt? Ein Brötchen, das er zwar lecker findet, aber nicht kauen kann? Ein Brot, das trotz Marmelade zu langweilig schmeckt? Jeden Morgen Ein und das Selbe? Schmiert der Klient selbst oder ist alles fertig belegt und in kleine Stücke geschnitten? Bekommt er eine Haferflockensuppe? Was isst er beim Frühstück und was nicht? Isst er die Suppe und das Brot bleibt liegen? Oder umgekehrt? Probiere aus, was ihm schmeckt, was er kauen kann und wie er die Zubereitung benötigt. Klar, auch das kostet wieder Zeit. Aber wenn du es rausgefunden hast und sich dein Klient aufs Frühstück freut, musst du nicht mehr danebenstehen und ihn ständig anhalten zu essen. Vielleicht klappt es mit einem Milchbrötchen besser. Oder weiche das Brot in etwas lauwarmer Milch ein – nicht so viel, dass eine Suppe entsteht. Wenn möglich, lass ihn selbst entscheiden, was er als Belag möchte. Wenn du die Möglichkeit hast, lege auf den Teller etwas kleingeschnittenes Obst. Das macht den Teller interessanter. Trinkt dein Klient gerne Kaffee? Frag ihn oder die Angehörigen danach. Mit Milch, mit Zucker? Es gibt auch Menschen, die keinen Kaffee mögen. Biete als Alternative Tee oder warmen Kakao an.

Oder auch nur ein Glas Milch. Und wenn er lieber Brause trinkt, dann ist das so. Hauptsache er trinkt. Frage nach, wie früher das Frühstück eingenommen wurde. Vielleicht hat dein Klient morgens erstmal nur eine Kleinigkeit oder gar nichts gegessen. Eventuell reicht auch erstmal ein Joghurt und dann das eigentliche Frühstück später, so gegen 10:00 Uhr.

Zum Mittag gibt es häufig Fleisch mit Gemüse und Kartoffeln, Eintopf oder Süßspeisen. Können deine Klienten aus mehreren Gerichten wählen? Oder entscheidest du für sie? Frag auch hier wieder nach. Gibt es eine Vorsuppe? Wenn ein Klient die Suppen liebt, aber den Hauptgang nicht mag, was machst du dann? Vielleicht kannst du ein bisschen tricksen. Quetsche Kartoffeln und Gemüse, schneide das Fleisch ganz klein, tu es in die Suppe und dann gibt es halt nur einen großen Teller Suppe. Du wirst sehen, das funktioniert ganz oft. Wenn ein Klient die Suppe nicht löffeln kann, gib sie in eine normale Tasse, dann kann er trinken. Passiertes Essen solltest du nur anbieten, wenn es wirklich nicht anders geht. Oft können die Klienten die Kartoffeln oder Nudeln und das Gemüse kauen, nur mit dem Fleisch geht es nicht. Dann passiere nur das Fleisch. Mal ganz ehrlich, ein Teller mit passiertem Essen sieht nicht wirklich lecker und appetitanregend aus.

Beim Abendbrot ist es ähnlich wie beim Frühstück. Beobachte, was dem Klienten schmeckt und was er kauen kann. Wenn er beim Einzug mal Leberwurst als Aufstrich bestellt hat und jetzt jeden Abend Leberwurst bekommt, mag er auch die irgendwann nicht mehr. Biete Abwechslung. Und auch abends muss es nicht immer Brot sein. Eine Milchsuppe zum Beispiel reicht auch aus oder einfach mal ein Würstchen mit Kartoffelsalat. Oder Rührei oder oder oder. Sei kreativ.

Was kannst du tun, um Klienten zum Trinken zu bewegen? Zuerst einmal, stell nicht immer nur das obligatorische Wasser oder den Tee hin. Viele Leute mögen kein Wasser oder Tee. Du trinkst ja auch nichts, was du nicht magst. Frag nach. Und wenn jemand lieber Brause oder Malzbier oder Milch trinkt, dann ist das so. Immer vorausgesetzt, es ist mit seinem Gesundheitszustand zu vereinbaren. Manchmal hilft es auch, bunte oder kleinere Gläser oder Tassen zu benutzen. Vielleicht ist das Geschirr, was benutzt wird, zu schwer? Eine große, gefüllte Steinguttasse ist wirklich schwer für viele. Und wenn du Angst hättest, dass du die Tasse nicht halten kannst und dich bekleckerst, lässt du auch die Finger davon. Hat die Tischdecke oder der Tisch dieselbe Farbe wie das Glas mit dem Getränk oder die Tasse? Z.B. Apfelschorle im Glas auf einer gelben Tischdecke, blaue Tasse auf blauer Tischdecke? Vielleicht kann dein Klient das Glas oder die Tasse gar nicht richtig sehen? Probiere kontrastreiches Geschirr aus (dunkles Rot, Blau oder Grün) auf einem hellen Untergrund. Vielleicht ist es auch möglich, die Angehörigen zu bitten, die Lieblingstasse und das Lieblingsglas mitzubringen. Oder besorgt für jeden Klienten eine individuelle Tasse (verschieden Motive, Materialien und Formen). Möglicherweise hilft ein Trinkhalm, ein Schnabelbecher oder eine Kombination aus beidem, damit der Trinkhalm nicht verrutscht. Du kannst auch gut eine Sportler-Trinkflasche anbieten, das wirkt auf viele Klienten nicht so „krank". Vielleicht hat dein Klient auch einfach im Nackenbereich Einschränkungen und kann beim Trinken den Kopf nicht weit genug nach hinten strecken. Einige Klienten essen gerne Pudding oder ähnliches. Dick die Getränke so an (es gibt von mehreren Firmen entsprechende Produkte), dass sie gelöffelt werden können. Wenn du zum Beispiel Kakao andickst, schmeckt es ähnlich wie Schokopudding, bei Säften wie Wackelpudding. Oben noch ein bisschen Sahne drauf und schon wird getrunken, ohne dass dein Klient es bemerkt. Das kannst du auch mit hochkalorischen Zusatznahrungen machen.

Hab Mut, probiere es aus, aber bleib individuell. Versuch dich in die Lage deiner Klienten zu versetzen. Wie hättest du gerne das Essen oder die Getränke serviert? Was magst du und was wird stattdessen angeboten?

Hast du Besteck mit speziellen Griffen bei dir auf dem Bereich? Vielen Klienten fällt es schwer, die meist recht dünnen Griffe von Gabel oder Löffel zu halten. Oder es ist schwierig, den geraden Löffel zum Mund zu führen. Wenn dir so etwas auffällt, bastele dir dein eigenes Besteck. Nimm eine Garnitur (kleiner und großer Löffel sowie eine Gabel) und bieg sie unten am Griff bei Rechtshändern nach links bei Linkshändern nach rechts. Probiere den richtigen Winkel mit deinem Klienten aus. Wenn er das Besteck nicht halten kann, umwickle den Griff mit Schaumstoff oder ähnlichem Material und fixiere ihn mit Pflaster. Jetzt hast du ein wirklich gutes Hilfsmittel, damit dein Klient wieder mehr Freude an den Mahlzeiten hat. Einziger Nachteil ist, dass du das Besteck jetzt mit der Hand abwaschen musst. Es gibt natürlich auch fertiges Besteck und auch

„Überzieher" für den Griff. Aber für den Anfang und zum Ausprobieren kannst du es auch selbst machen.

Wenn dein Klient sehr langsam isst, gerade beim Mittag, helfen Warmhalteteller. Als weitere Hilfestellung eignen sich tiefe Teller und Antirutschmatten, wenn dein Klient nur eine Hand zur Verfügung hat. Oder biete Fingerfood an.

Bei uns zog eine Dame ein, die etwas dement, aber sonst noch ganz mobil war. Auf die Frage, ob sie die Brote selbst schmieren kann und das Fleisch selbst schneiden kann, antworteten sie und auch ihre Angehörigen mit ja. Wir beobachteten sie bei den Mahlzeiten, es ging mehr schlecht als recht. Sie entwickelte bei jeder Mahlzeit einen Tremor (Zittern der Hände). Wir boten Frau H. an, die Brote für sie zu schmieren und alles kleinzuschneiden. Sie lehnte es ab. Sie wollte es selbst machen. Was tun? Ihr einfach die fertig geschmierten Brote vorsetzen? Ihr einfach das Fleisch schneiden? Sich damit über ihre Wünsche hinwegsetzen? Also machten wir an einem Abend einfach Schnittchen für alle Klienten auf einer Platte zurecht. Jeder konnte sich nehmen, was er wollte. Frau H. griff erfreut zu und aß eine sehr große Menge an Schnittchen. Sonst schaffte sie eine halbe Scheibe Brot. Wir redeten mit ihr, sprachen sie auf das leckere

Abendbrot an. Sie gab zu, dass sie sich schämte, nicht mal mehr selbständig ihre Brote schmieren zu können und dass diese fertigen Schnittchen wirklich gut waren. Wir boten ihr eine Alternative an. Wir bestrichen die Brote und morgens das Brötchen mit Butter, den Belag legten wir lose auf den Teller, so dass sie entscheiden konnte, was sie essen möchte. Das Mittagessen wurde mundgerecht zubereitet und von Stund an, nahm Frau H. wieder gerne an den Mahlzeiten teil und aß normale Portionen.

Wenn du merkst, dass der Geschmackssinn nachgelassen hat, biete zwischendurch mal Nahrungsmittel und Getränke mit anderen Geschmacksnuancen an. Z.B. saure Gurken, Bitter Lemon, Schokolade. Wenn keine Schluck- oder Kaustörungen vorliegen, biete ein anderes Gefühlserlebnis im Mund an. Z.B. Knäckebrot, Zwieback, Apfelspalten, Schaumküsse, Marshmallows, Lutscher. Guck, was du vor Ort hast und probiere aus. Nimmst du mit deinen Klienten die Mahlzeiten zusammen ein? Wenn es möglich ist, dann tu es. Redet übers Kochen und Backen, tauscht Rezepte aus. Bezieh das Essen, das gerade auf dem Tisch steht mit ein. So kannst du nebenbei sogar noch Biographiearbeit leisten. Bereitet zusammen die Mahlzeiten vor, lass deine Klienten Obst schneiden, die Tische eindecken oder was sonst noch so anfällt. Lass sie spüren, dass sie gebraucht werden.

Toilettengang

Natürlich ist es bei vielen Klienten sinnvoll regelmäßig Toilettengänge durchzuführen. Blase und Darm gewöhnen sich oft an die vorgegebenen Zeiten.

Aber was ist mit den Klienten, die noch halbwegs mobil sind? Ich habe es oft erlebt, dass auch Leute, die eigentlich noch selbst entscheiden können, ob sie jetzt zur Toilette müssen „genötigt" werden, die Toilette aufzusuchen. Stell dir vor: es kommt jemand auf dich zu und sagt: „So Frau …, wir gehen jetzt auf die Toilette". Und du musst gar nicht. Da dein Gegenüber aber sehr energisch ist, gehst du mit. Du sitzt auf der Toilette, nachdem dir jemand Fremdes die Hosen heruntergezogen hat. Die Schwester steht neben dir und schaut dich genervt an, weil du immer noch nicht gemacht hast. Der Druck, den die Schwester mental auf dich ausübt, ist so groß, dass gar nichts mehr geht. Und dann kommt der Spruch: „Glauben sie nicht, dass ich sie in einer halben Stunde nochmal zur Toilette bringe." Und was ist, wenn du dann wirklich musst?

Einige Klienten könnten noch gut Toiletten-gänge selbständig durchführen. Aber wir erschweren es ihnen. Es gibt diese wunderbaren Pants, die man hoch- und runterziehen kann wie einen Schlüpfer. Was machen wir? Netzhose und lose Einlage. Ist ja günstiger. Probiere es mal aus! Zieh dir eine Netzhose an und lege eine große Einlage hinein. Nun geh zur Toilette. Ganz schön fummelig. Auch mit gesunden Händen. Aber es geht noch schlimmer. Windelhosen. Alleine nicht mehr zu bewältigen. Probiere auch das aus. Je selbständiger die Klienten sind, desto mehr Zeit sparen wir ein und umso besser fühlen sich die Klienten. Trau ihnen mehr zu!

Ebenfalls so eine Unsitte ist folgendes. Wenn Frauen nur uriniert haben, wird der Schlüpfer (meist mit Vorlage) einfach hochgezogen. Die zwei Sekunden um den Intimbereich mit Toilettenpapier oder einem Feuchttuch zu abzuwischen, erspart uns Hautirritationen, Pilzinfektionen und Harnwegsinfekte. Und damit letztendlich wieder Zeit und vor allem ein unangenehmes Gefühl bei den Damen. Wie fühlst du dich, wenn du mal kein Toilettenpapier zur Hand hast? Oder benutzt du keins?

 Es gibt Klienten, kaum waren sie zur Toilette, müssen sie schon wieder. Ich weiß, das ist extrem anstrengend. Ich gehe mal davon aus, dass bereits abgeklärt wurde, ob organisch alles in Ordnung ist und dass kein Harnwegsinfekt vorliegt. Oftmals wissen diese Klienten nicht, wie sie es anstellen sollen, damit sich jemand um sie kümmert. Und manchmal ist negative Aufmerksamkeit eben besser als gar keine. Oft hilft es, den Klienten Alternativen anzubieten. Bei einigen wirkt Körperkontakt Wunder. Setz dich neben den Klienten, nimm die Hand oder leg den Arm um ihn. Erzähle ihm etwas. Z.B. dass dein Bus heute Verspätung hatte und wie das deinen Tag beeinflusst hat. Du wirst das Erstaunen und die Freude erkennen. Und es dauert nicht länger, als ihn anzumotzen oder wieder zur Toilette zu bringen. Wenn das keinen Erfolg hat, biete ihm Beschäftigung oder Gespräche mit anderen Klienten an. Lass dir etwas einfallen.

Ich wurde einmal von einer Klientin geschlagen, als ich ihr die Pants seitlich aufgerissen habe. Ihr war nicht bewusst, dass dies eine „Windel" ist. Sie dachte, ich zerreiße ihren Schlüpfer. Wieder was gelernt. Seitdem bin ich damit wirklich vorsichtig.

Manche Menschen haben auch Rituale bei Toilettengängen. Der eine liest Zeitung, der andere rätselt, der Dritte hört Musik. Versuch diese Rituale herauszufinden, lass den Klienten Zeit bei den Toilettengängen und ermögliche das Ausleben dieser Rituale.

Pflege

Mundpflege

Womit machst du Mundpflege bei schwer-
kranken Klienten? Mit fertigen Mundpflegestäbchen? Hast du mal probiert, wie sie
schmecken? Ja klar, sie sind etwas sauer um
die Speichelproduktion anzuregen und damit einer Speicheldrüsenentzündung vorzu-
beugen. Aber schmecken tun sie nicht.
Wenn du den Klienten nicht selbst fragen
kannst, frag Angehörige, welche Ge-
schmacksrichtung der Klient bevorzugt. Du
kannst die Mundpflege auch mit verschiedenen Tees durchführen, in die du ein paar
Tropfen Zitronensaft tust. Bevor du gar
keine Mundpflege durchführen kannst, weil
der Klient die Lippen zusammenpresst, weil
er den Geschmack nicht mag, probiere es
mit verdünnten (möglichst zuckerfreien)
Säften oder auch mit Kaffee. Wenn du einen
Geschmack gefunden hast, den dein Klient
mag, ist die Mundpflege einfacher.
Führt im Team mal gegenseitig Mundpflege
durch. Du wirst merken, wie unangenehm
dies an einigen Stellen ist.

Bettschutz

Verwendet ihr in jedem Bett einen Bettschutz? Wir sind dazu übergegangen nur in

den Betten einen Bettschutz zu verwenden, in denen es absolut notwendig ist. Wenn die Klienten nachts alleine zur Toilette gehen, haben sie oft den zusammengerutschten Bettschutz als Knäuel unter dem Gesäß. Das ist unangenehm. Leg dich mal auf große Falten. Dein Schlaf wird beeinträchtigt.

Inkontinenzmaterial

Sicher wird bei euch das Inkontinenzmaterial von euch verteilt. Wird es individuell eingesetzt oder bekommt jeder Klient, der zwischendurch einige Tropfen verliert eine große Vorlage? Über die Handhabung haben wir uns ja bereits beim Thema ,Toilettengänge' ausgelassen.

Was tust du, wenn du bei einem Klienten bemerkst, dass immer mal wieder der Schlüpfer feucht oder schmutzig ist? Gehst du hin und versorgst ihn einfach mit einer Vorlage? Für viele Klienten ist das ein sehr intimes und unangenehmes Thema. Die bessere Alternative wäre es, erstmal mit ihm zu sprechen. Am besten gleichgeschlechtlich. Also eine Schwester mit einer Frau, ein Pfleger mit einem Mann. Dein Klient hat sicher bereits selbst bemerkt, dass es immer mal wieder feucht zwischen den Beinen ist. Manche stecken sich Toilettenpapier, Taschentücher oder Waschlappen in die Unterhose. Warte auf einen geeigneten Moment, in dem du Zeit hast und entspannt bist. Sag ihm, dass dir aufgefallen ist, dass es anscheinend ein Problem gibt und du ihm gerne helfen würdest, damit er sich wieder wohlfühlt. Stell verschiedene Inkomaterialien vor und erkläre die Handhabung. Gib deinem Klienten einige Vorlagen, die er ausprobieren kann. Gib ihm zu verstehen, dass es ihm nicht allein so geht, dass viele Menschen mit diesem Problem zu tun haben. In den allermeisten Fällen ist der Klient im Anschluss erleichtert und dankbar, auch wenn das Gespräch nicht unbedingt angenehm war.

Pflegehandlungen

Beobachte mal bewusst, was du alles mit deinen Klienten am Tag machst. Du lagerst sie, du führst sie, du schiebst sie im Rollstuhl, du setzt sie auf einen Toilettenstuhl, du lifterst sie und und und. Hat das, was du mit deinen Klienten machst schon mal jemand mit dir gemacht? Wurdest du schon mal gelagert? Warst du schon mal in einem Lifter oder einer Aufstehhilfe? Wurdest du schon mal geführt, wenn du kaum etwas siehst? Probiert das mal aus. Macht es zusammen im Team. Probiert alles aus, was ihr mit euren Klienten macht. Naja, die Grundpflege und alles was dazu gehört vielleicht nicht. Aber alles andere. Reicht euch gegenseitig Essen an, trinkt aus Schnabelbechern, trinkt im Liegen. Es macht nicht nur Spaß und stärkt den Teamgeist, sondern plötzlich siehst du die ein oder andere Situation mit ganz anderen Augen. Du kannst besser nachempfinden, wenn dir ein Klient sagt, dass dies oder das unangenehm ist. Vielleicht merkst du es sogar, ohne dass er es sagt.

Wohnumfeld

Dieses Thema wird mehrfach angeschnitten. Zuerst fühlt sich dein Klient wohler, wenn sein Zimmer wohnlich und gemütlich eingerichtet ist. Es sollten Bilder, die ihm etwas bedeuten, vorhanden sein. Wenn möglich einige Möbelstücke von zuhause und was wir bei an Demenz erkrankten Klienten immer wieder feststellen – u. U. ein „Arbeitsplatz". Gerade bei Menschen, die im Büro tätig waren und das mit Leib und Seele, ist es schön, ein Schreibtisch mit Stiften, Papier, Locher und was noch alles benötigt wird, zu haben. Auch Aktenordner dürfen nicht fehlen. Bittet die Angehörigen, all das, was noch zuhause ist, nicht wegzuwerfen, sondern mitzubringen.

Herr E. war Direktor eines Gymnasiums. Er liebte es, zu rezitieren und zu lehren. Er litt unter Parkinson, hatte aber auch eine Demenz. Im Zimmer standen Unmengen von Büchern und ein Stehpult. An diesem Pult stand er oft, obwohl er kaum noch gehen konnte. Bei Veranstaltungen des Hauses wurde das Stehpult aus dem Zimmer geholt und Herr E. las einen, mit ihm ausgearbeiteten, Text vor. Er platzte jedes Mal fast vor Stolz.

Gestaltung der Gemeinschafts-räume

Wie sehen bei euch die Räume aus, die von allen Klienten genutzt werden? Versuch mal die Räume mit ‚fremden Augen' zu sehen. Ist es gemütlich mit Deko, Büchern, alten Möbeln und Pflanzen? Oder haben die Räume eher ‚Krankenhaus-Charme'? Was könnte man ändern? Vielleicht sagst du jetzt: „Unsere Dementen machen sowieso alles kaputt. Dann macht das doch eh keinen Sinn". Doch, auch dann kann man es gemütlich einrichten. Nimm keine echten Pflanzen, es gibt so schöne künstliche Pflanzen. Stell keine Glasvase ins Regal, sondern kleine Körbchen. Alles, was nicht kaputtgeht, wenn es runterfällt. Bringt Farbe an die Wände. Nehmt Bilderrahmen aus Kunststoff. Habt Ideen. Eure Klienten werden es euch danken.

Wenn ihr mehrere Räume zur Verfügung habt, oder Nischen in den Fluren, macht Themenbereiche. Hier einige Beispiele:

- o Ein Kinderzimmer mit Kinderwagen, Puppen und Zubehör
- o Eine Waschküche mit Waschzuber und Waschbrett
- o Ein Büro mit Schreibtisch wie oben beschrieben
- o Einen kleinen Garten mit essbaren Pflanzen
- o Wenn ihr dürft, einen Vogelkäfig oder andere Kleintiere
- o Einen ‚Schönheitssalon' mit Schminktisch und Schminkutensilien
- o Eine Heimwerkerecke (Vorsicht! Kann evtl. gefährlich sein!)
- o Ein großes, festes ‚Mensch Ärger dich nicht' oder ‚Schach'

Es gibt so viele Möglichkeiten. Habt Ideen! Einiges kostet Geld. Sprecht mit eurer Heim- oder Pflegedienstleitung. Vielleicht dürft ihr einen Aushang machen und um Sachspenden für die einzelnen Themen bitten. Oder ihr könnt beim nächsten großen Fest ein Teil des eingenommenen Geldes (z. B. durch Kuchenverkauf, Verkauf von gebastelten Dingen) bekommen. Wo ein Wille ist, ist auch en Weg!

Besondere Tage

Was für besondere Tage bietet ihr euren Klienten? Habt ihr alle paar Wochen mal etwas, worauf sich alle schon im Vorfeld freuen? Bei uns z.B. gibt es einmal im Monat einen bunten Nachmittag mit Gesang, Klönen, Spielen und anschließendem, gemeinsamen Abendbrot mit Toast Hawaii, Schnittchen und anderen leckeren Sachen. Ihr könnt natürlich auch andere Tage machen. Wie wäre es mit einem Musiknachmittag im Stil der 50er Jahre? Oder einem Tag, an dem sich alle rausputzen als ob sie zu einem Fest gehen? Oder macht doch mal eine Olympiade mit Rollstuhlslalom. Da fahren auch die Klienten mit einem Rollstuhl, die noch mobil sind. Oder ein Gartenfest mit tollen Eisbechern. Auch hier gibt es wieder unendliche Möglichkeiten.

Schmerz

Wie kannst du dich in Schmerz einfühlen? Es gibt viele unterschiedliche Arten von Schmerz. Vielleicht hast du selbst noch nicht so häufig oder noch keine heftigen Schmerzen gehabt. Umso schwieriger ist es. Zudem hat jeder Mensch ein anderes Schmerzempfinden.

Der „einfachste" Schmerz den du wahrscheinlich gut nachvollziehen kannst, ist der

Schmerz einer Hautwunde nach einer Verletzung. Sei es nach einem Schnitt mit dem Messer oder vielleicht auch eine Operationswunde. Schürfwunden kennst du vielleicht auch, du hast dich sicherlich auch schon mal verbrannt oder verbrüht. Wichtig ist, dass du dir den Schmerz wieder vorstellen kannst und dass du dich erinnerst, was dir in der entsprechenden Situation guttat und was nicht.

Wie sich eine Prellung anfühlt, weißt du evtl. auch. Du hast dich sicher schon mal stark gestoßen, oder bist gefallen. Nun stell dir diesen Schmerz über mehrere Tage oder auch Wochen vor.

Hast du dir schon mal eine Blase gelaufen? Ist echt unangenehm. Was tust du? Wenn möglich, ziehst du den drückenden Schuh aus. Denn du hast dir einen Dekubitus zugezogen und sorgst für Druckentlastung. Nun stell dir diesen Schmerz mal großflächiger am Gesäß vor. Und du hast alleine keine Möglichkeit den Druck zu verringern. Und vielleicht nicht mal die Möglichkeit dich zu äußern.

Nervenschmerzen sind oft wie Zahnschmerzen an einer anderen Stelle. Teilweise auch wie elektrische Schläge. Diese Schmerzen versuche ich aus eigener Erfahrung zu beschreiben. Sprich mit dem Klienten ab, wo du ihn berühren darfst. Manchmal reichen auch ganz zarte Berührungen aus, um den Schmerz auszulösen. Denke daran, wie es ist, wenn an den schmerzenden Zahn etwas Heißes oder Kaltes kommt. Wenn die Nerven gereizt sind, kann auch ein Pflasterwechsel zum Albtraum werden. Du hast das Gefühl, als würde dir jemand die ganze Haut mit runterreißen. Lass dir von jemandem beide Hände nebeneinander auf den Unterarm legen. Dann hält diese Person deinen Unterarm fest und dreht die Hände in die entgegengesetzte Richtung. So ungefähr ist dieser Schmerz.

Wenn ein Klient Schmerzen hat, ist sicherlich der Arzt informiert worden, es sind wahrscheinlich entsprechende Medikamente verordnet. Aber bitte beobachte, ob diese auch helfen. Manchmal muss man die Ärzte auch etwas nerven. Sorge auf alle Fälle dafür, dass die Schmerzen des Klienten gelindert werden. Leider ist es trotz aller Forschung so, dass manche Schmerzzustände nur gelindert werden können. Versuch den Schmerz zu verstehen. Beobachte, in welchen Situationen der Schmerz auftritt oder sich verstärkt. Versuche diese Situationen zu vermeiden und wenn das nicht möglich ist, aus der Situation so sanft und so schnell wie möglich wieder herauszukommen. Du kannst auch Schmerzlinderung durch Lageveränderung, Wärme oder Kälte erreichen.

Sprich es mit dem Klienten und ggf. mit dem Arzt ab. Oft hilft auch Ablenkung. Sei es ein Gespräch, eine Aktivität die angeboten wird oder auch einfach den Fernseher oder die Lieblingsmusik anzuschalten.

Finalphase

Jeder von uns kennt Klienten, die sich in der Sterbephase befinden. Einige von uns können damit ganz gut umgehen, andere wieder belastet so etwas sehr stark. Gerade, wenn man eine enge Bindung zu dem Klienten hat, ist es sehr schwer. Wenn der Sterbende keine Schmerzen hat, viel schläft und friedlich aussieht, ist es für uns leichter das zu akzeptieren. Wenn er jedoch unruhig ist, sichtlich unter Schmerzen leidet und Angst hat, nimmt uns das sehr viel mehr mit. Einige Kollegen haben dann so einen „Verdrängungsmechanismus" entwickelt. So wenig wie möglich das Zimmer betreten und so schnell wie möglich wieder das Zimmer verlassen. (Meist allerdings mit einem schlechten Gewissen.) Das ist nachvollziehbar. Jeder Mensch möchte so wenig unangenehme Situationen erleben, wie möglich. Aber wir haben uns unseren Beruf nun mal ausgesucht und das gehört dazu. Dem Sterbenden beizustehen, ihm die letzten Stunden, Tage oder Wochen so angenehm wie möglich zu machen. Auch, wenn es uns belastet. Wir haben die Möglichkeit mit Kollegen, der Familie oder Freunden über diese Belastung zu sprechen. Der Klient hat es oft nicht. Und schon gar nicht, wenn wir kaum im Zimmer sind.

Stell dir vor: du bist in einer Situation, aus der du dich alleine nicht befreien kannst. Das macht Angst! Du bist darauf angewiesen, dass jemand kommt, der dich beruhigt, der deine Hand hält, der dir Mut macht. Und nun kommt niemand. Und wenn jemand kommt, dann nur kurz um an dir rumzufummeln, dich anders hinzulegen oder ohne dich zu informieren deinen Intimbereich reinigt. Beruhigt dich das oder verstärkt das deine Angst? Wäre es nicht viel schöner, wenn derjenige, der da kommt, dich anlächelt, dich vielleicht etwas streichelt, mit dir redet, dich auch jetzt noch ernst nimmt? Dass dir dieser Jemand sagt, was er mit dir vorhat, dich über alle Schritte informiert und sanft mit dir umgeht?

Versuch herauszufinden, was diesem Menschen in der Sterbephase guttut. Vielleicht möchte er gar nicht viel berührt werden, möchte seine Ruhe haben. Möglicherweise aber braucht er viel Körperkontakt. Dann gib ihn ihm. Mag er die Mundpflegestäbchen nicht, die so oft angewandt werden? Schmecken ihm das Essen und die Getränke, die angeboten werden plötzlich nicht mehr? Stört ihn jetzt der laufende Fernseher oder das Radio, obwohl er es sonst immer gernhatte? Spielt der Glaube eine Rolle? Kannst du ihn unterstützen, Gebete für ihn sprechen?

Fr. G. war eine Dame, die über 90 Jahre alt war. Sie verbrachte die meiste Zeit im Bett. Wenn ich ins Zimmer kam, stellte sie sich stur. Die Grundpflege ließ sie sich immer nur notgedrungen von mir gefallen. Ich war immer freundlich, versuchte auf sie einzugehen. Bei uns stimmte die Chemie einfach nicht. Bei den meisten meiner Kollegen war das anders. Viele kamen sehr gut mit ihr zurecht. Frau G. war sehr gläubig, las viel in der Bibel oder ließ sich daraus vorlesen. Nur ich durfte nicht vorlesen. Gut ich muss auch zugeben, dass ich nicht gläubig bin. Mit der Zeit wurde sie schwächer und in einem Spätdienst wusste ich, dass sie in Kürze sterben würde. Ich hatte die Möglichkeit bei ihr zu bleiben. Also setzte ich mich an ihr Bett, nahm die Bibel und fing an daraus vorzulesen. Frau G. wurde plötzlich etwas unruhig. Ihre Hand tastete über die Bettdecke, bis sie meine Hand fand. Sie hielt mich fest, bis sie ca. eine Stunde später sanft einschlief. Nun hatten wir doch noch unseren Frieden miteinander gemacht.

Wie verhalten sich die Angehörigen? Versuch sie in den Sterbeprozess einzubinden. Antworte ehrlich auf Fragen. Vielleicht gibt es bei euch die Möglichkeit, dass Angehörige im Zimmer bleiben können. Eventuell kann ein Bett oder wenigstens ein bequemer Sessel mit in das Zimmer des Sterbenden gestellt werden. Sei Ansprechpartner, nimm auch die Angehörigen mal in den Arm, wenn du das Gefühl hast, es könnte ihnen helfen. Stell Getränke im Zimmer bereit. Es gibt allerdings auch Angehörige, die nicht ruhig und gefasst sind, oder nur leise vor sich hin weinen. Es gibt Angehörige, die laut weinen, dem Sterbenden immer wieder sagen, dass er nicht gehen darf, uns Schwestern vorwerfen, dass wir alles falsch machen und die trotz Patientenverfügung einen Transport ins Krankenhaus wünschen. Ja, es ist sehr schwer einen geliebten Menschen zu verlieren. Manche sind damit überfordert, auch noch mit anzusehen, wie dieser Mensch stirbt. Nimm Anschuldigungen nicht persönlich! Versuch erst einmal diese Angehörigen außerhalb des Zimmers zu beruhigen, so dass sie dir ihre Ängste vernünftig mitteilen können. Nimm sie ernst, wenn möglich versuche einen Gesprächstermin mit dem behandelnden Arzt zu organisieren. Biete den Angehörigen auch an, dass sie nachhause fahren können. Sie müssen nicht im Heim bleiben. Zuhause können sie sich ein wenig ablenken. Vielleicht nehmen sie das Angebot dankend an.

Wenn man den Statistiken glauben darf, wünschen sich viele Menschen, im Kreis ihrer Liebsten zu sterben. Aber immer wieder fällt mir auf, dass es Menschen schwerfällt im Beisein ihrer Angehörigen zu sterben. Ganz häufig warten sie, bis sie allein sind. Ich habe wohl mehr Sterbefälle allein oder im Beisein vom Pflegepersonal erlebt, als im Beisein von Angehörigen. Bereite die Angehörigen auch darauf vor.

Den skurrilsten Fall hatte ich vor ca. 20 Jahren. Herr Z. war ein kleiner, schmaler, sehr netter Mann. Er litt stark unter M. Parkinson, konnte kaum noch stehen und gar nicht mehr gehen. Es saß gerne im Sessel und sah fern. Seine Ehefrau, eine immer sehr stark geschminkte Frau, hatte immer etwas an ihm oder an uns auszusetzen. Zudem versuchte sie ständig ihn zu Gehen zu „zwingen". Sie griff ihm unter die Achseln, riss ihn aus dem Sessel und stellte ihn hin. Herr Z. war dann am Schimpfen und Schreien, sie schrie zurück. Das ging jeden Tag so. Irgendwann wurde er schwächer, kam nicht mehr aus dem Bett und seine Frau zeterte weiter. An einem Tag kam sie zu ihrer gewohnten Uhrzeit, brachte aber Blumen mit. Sie begrüßte kurz ihren Mann und machte sich dann auf die Suche nach einer Blumenvase. Sie unterhielt sich noch mit uns und ging zurück ins Zimmer ihres Mannes. Wir hörten sie schreien. War nichts Neues. Dann kam sie ganz aufgelöst zu uns und sagte, ihr Mann sei tot. Er war wirklich tot. Die Ehefrau regte sich darüber auf, dass ausgerechnet an dem Tag, an dem sie Blumen bringt, ihr Mann einfach stirbt. Innerlich mussten wir schon schmunzeln, denn Herr Z. hatte seiner Frau zum Schluss noch richtig einen ausgewischt. Wie wissen nicht, woran er letztendlich gestorben ist, ob es Zufall war oder ob er es so wollte.

Aber immer wieder erleben wir, dass Menschen in dem Moment die Augen für immer schließen, wenn sie allein sind. Gerade dann, wenn sie Angehörige haben, die starke Anspannung aussenden.

Noch ein Beispiel: Herr M. lag im Sterben. Er konnte sich verbal nicht mehr äußern. Die Ehefrau und die Tochter waren über mehrere Tage rund um die Uhr bei ihm. Herr M. war unruhig, ständig verschleimt, es ging ihm nicht gut. Die beiden Frauen redeten ständig auf ihn ein, er solle durchhalten, er solle sich nicht so gehen lassen usw. Nach einigen Tagen waren sie der Meinung, so schnell stirbt er nicht und gingen nachhause mit der Bitte, wir sollen anrufen, wenn wir merken, dass es ihm schlechter geht. Kaum waren Ehefrau und Tochter weg, wurde Herr M. ruhiger. Das war abends. Meine Kollegin und ich hatten Nachdienst. Da wir merkten, dass Herr M. nicht alleine bleiben wollte, richteten wir es so ein, dass immer einer von uns beiden bei ihm war. Gegen Morgen wurde der Atem schwächer, wir setzten uns beide an sein Bett, jeder auf eine Seite. Er nahm unsere Hände und schlief einfach ein um nie mehr aufzuwachen. Wir haben die Angehörigen erst nach dem Tod verständigt. Manchmal liegen Leid und Freud aber auch ganz dicht nebeneinander. Frau K. hatte immer wieder Anfälle, bei denen ihr Herz kurz aussetzte. Der Arzt bereitete die Tochter und uns darauf vor, dass Frau K. jederzeit tot umfallen kann. Sie sollte aber normal am Leben teilnehmen. Also versorgten wir sie weiter wie immer. Sie nahm an Aktivitäten teil, machte alles mit. Eines mittags im Speisesaal, die gefüllten Teller standen vor den Klienten, fiel Frau K. einfach vom Stuhl. Tot. Für sie ein schöner Tod. Ohne Quälerei. Neben ihr saß ein alter Herr am Tisch. Er beobachtete die Szene und nahm sich den Teller von Frau K. mit den Worten: „das wird sie wohl nicht mehr essen". Dann aß er beide Portionen freudestrahlend auf.

Ängste

Viele unserer Klienten haben Ängste. Oft ist dir gar nicht bewusst, dass bestimmte Reaktionen durch Angst entstehen. Versuche dich in die Lage deines Klienten zu versetzen, wenn du eine Reaktion nicht verstehst. Was würde dir gerade Angst machen oder zumindest unangenehm sein?

Morgens, schon vor dem Aufstehen, hört dein Klient Geklapper und Stimmen auf dem Flur. Er wird vielleicht dadurch geweckt. Eventuell weiß er nicht, wo er sich befindet, kann die Geräusche nicht einordnen.

Diese Geräusche können für ihn aber auch bedeuten, dass er das weiß, dass er das kuschelige, schützende Bett bald verlassen muss, dass bei der Versorgung Schmerzen auftreten werden. Oder ihm ist bewusst, dass er ins Bett uriniert hat und hat Angst vor deiner Reaktion. Vielleicht weiß er auch, dass wieder ein Tag vor ihm liegt, mit Menschen, die ihm fremd sind, Langeweile und Einsamkeit.

Es gibt mehrere Ursachen für Angst, die schon morgens vor dem ersten Kontakt zwischen dir und deinem Klienten entstehen kann.

Bei der Grundpflege am Morgen können Ängste ausgelöst werden; ganz häufig durch Reaktionen von uns. Geht es dir nicht schnell genug? Ist das Bett nass oder erzählt der Klient zu viel? Wir wissen wie zeitorientiert die Versorgung am Morgen ist. Jede Verzögerung bringt dich noch mehr ins Rotieren. Wenn du aber schon genervt ins Zimmer kommst, das „Guten Morgen" nicht ehrlich meinst und sofort das große Deckenlicht anmachst gewinnst du nicht wirklich. Weder Zeit noch Sympathie.

Stell dir vor: eine Schwester / ein Pfleger kommt morgens, wenn du vielleicht noch am Schlafen bist, reißt die Tür auf, schaltet das Licht an, schreit: „guten Morgen" und reißt dir die Zudecke weg. „Aufstehen!" Würde der Tag für dich gut und entspannt beginnen?

Bei der Grundpflege können Ängste auftreten in Bezug darauf, dass Hilfe angenommen werden muss, dass die Schwester ungeduldig ist, dass Schmerzen auftreten. Auch empfinden einige Menschen die Intimpflege durch uns als sehr unangenehm.

Bei den Mahlzeiten kann es sein, dass die Klienten Nahrung und / oder Getränke bekommen, die sie nicht mögen. Dass sie sich nicht trauen zu sagen, dass sie Hilfe benötigen, dass andere Klienten sie stören. Sei es durch Geräusche, ihr Essverhalten oder, auch sehr beliebt – andere Klienten nehmen die Zahnprothesen raus und lecken sie ab. All das kann zu Unwohlsein und Ängsten führen.

In den Zeiten zwischen den Mahlzeiten gibt es ebenfalls genug Möglichkeiten, um Angst zu entwickeln. Wenn nicht gerade eine Beschäftigung ansteht, sind viele Klienten in Gedanken versunken. Wir wissen nicht, worüber sie nachdenken. Frag sie. Es gibt noch genug Menschen, die bei dir wohnen, die den Krieg, Armut und Ungewissheit erlebt haben. Andere haben Angehörige verloren oder andere schlimme Erlebnisse gehabt. Wenn deine Klienten immer wieder an diese Situationen denken (müssen), können sie dadurch nicht zur Ruhe kommen.

Oder es sind andere Klienten, die durch unruhiges oder gar aggressives Verhalten auffallen. Wenn dann keine Schwester / kein Pfleger in Sichtweite ist, kann durchaus Angst entstehen. Die meisten Klienten sind körperlich eingeschränkt und sich bewusst, dass sie sich bei einem Angriff nicht wehren könnten.

Auch Medikamenteneinnahmen, Vitalzeichenkontrollen und behandlungspflegerische Verrichtungen können angsteinflößend sein.

Bei den meisten Medikamenten wissen die Klienten nicht, was sie einnehmen, Manche Tabletten sind sehr groß, wieder andere Medikamente schmecken nicht. Blutzucker- und Blutdruckkontrollen können unangenehm sein. Verbandwechsel können

Schmerzen verursachen, Tracheostomaversorgungen gehen meist mit Verschleimung und dadurch wiederum eingeschränkter Atmung einher. Injektionen sind meist unangenehm bis schmerzhaft.

Auch wieder ein Beispiel: Frau L. war Klienten bei einem ambulanten Pflegedienst, bei dem ich gearbeitet habe. Sie bekam dreimal täglich Insulininjektionen. Einige Tage bin ich nur zum Zusehen mit einer Kollegin mitgefahren. Frau L. sollte mich kennenlernen, da sie sehr große Angst vor den Injektionen hatte und erst Vertrauen zu den Personen aufbauen musste, bevor sie sich spritzen lies. Der Ablauf war folgender: Frau L. saß auf einen Küchenstuhl, neben ihr stand der Tisch. Auf der anderen Seite des Tisches saß die Schwester. Erst wurde ein wenig geredet, während dessen konnte die Schwester den Pen vorbereiten. Irgendwann verstummte das Gespräch, Frau L. machte den Bauch frei, schloss die Augen und konzentrierte sich. Dann sagte sie „jetzt". Die Schwester lief um den Tisch und spritzte das Insulin. Frau L. empfand jedes Mal Schmerzen, dadurch wurde ihre Angst noch verstärkt. Einige Male zog ich dieses Ritual durch, machte mir aber Gedanken, wie ich diese Angst mindern konnte, denn sie beeinflusste den gesamten Tagesablauf von Frau L. Kaum waren wir wieder aus der Tür, hatte sie schon Angst vor der nächsten Spritze. Ich sprach sie darauf an, wie wir das Ritual durchbrechen könnten, was wir ändern könnten. Sie sagte, wenn sie den Einstich nicht spüren würde, wäre alles nicht so schlimm. Während meiner Ausbildung hatte ich von einer koreanischen Krankenschwester einen Trick gelernt, den ich noch nie angewandt hatte. Ein kurzer, leichter Schlag neben die Einstichstelle und zeitgleich die Kanüle ansetzen. Also schnipste ich mit dem Daumen den Zeigefinger auf den Bauch und stach gleichzeitig zu. Frau L. hatte das Schnipsen bemerkt, aber nicht den Einstich. Sie schaute mich erstaunt an und konnte nicht fassen, dass sie nichts vom Einstich bemerkt hatte. Nach und nach wurde das Schnipsen sanfter, bis wir es nicht mehr benötigten. Und wir konnten nach einigen Wochen das Insulin wie bei jedem anderen Klienten spritzen. Frau L. war uns sehr dankbar und freute sich, wenn wir kamen, weil sie sich gerne mit uns unterhielt.

Es macht also Sinn, wenn du dich mit den Ängsten deiner Klienten auseinandersetzt. Auch das kostet Zeit, die du später aber durchaus wiedergewinnst, wenn es deinen Klienten bessergeht.

Ich hoffe, ich konnte dir die ein oder andere Anregung geben. Vielleicht kannst du einige Überlegungen in deinen Alltag integrieren und dir, deinen Klienten und deinen Kollegen den Tag etwas erleichtern.

Ich bedanke mich bei dir, dass du dieses Buch gelesen hast. Vielleicht lernen wir uns mal kennen.

Notizen